눈 2주의 기적

프롤로그

한의사가 눈 질환을 치료한다?
이에 대해 의아하게 생각하는 사람이 많다.
사실 내가 눈 전문 한의사가 된 것은 아주 우연한 기회에서였다. 처음부터 눈 질환을 연구하거나 관심이 있었던 것은 아니다.
어느 날 허리가 아프다는 환자가 본원에 내원한 적이 있다.
진료를 해보니 신장이 좋지 못하여 허리가 아픈 경우라 신장을 좋게 하는 침을 놓았다. 그런데 허리뿐만이 아니라 눈도 밝아졌다는 것이 아닌가? 또한 소화가 안 되는 환자가 있었는데, 소화를 잘 되게 만들었더니 눈도 같이 좋아진 경우도 있었다.
이후에도 이와 같은 경우가 무수히 많았다. 이때부터 한의학으로 눈이 치료가능하다는 것을 알게 되었고 다른 곳을 치료 하였는데 왜 눈이 좋아지는지가 궁금했다.

많은 고민과 연구를 거친 결과 왜 허리를 치료하였는데 눈이 좋아지게 되었는지, 왜 소화기를 치료했는데 눈이 좋아지는 지를 알게 되었다.

그 이유를 간단히 미리 말하자면 신체의 모든 장기는 서로 밀접하게 상호 연관되어 있다는 사실이다. 너무나도 당연하고 간단한 사실이었다. 눈은 따로 떨어져 존재할 수 없으며 따로 떨어져서는 1분도 제 기능을 할 수가 없는 장기이다.

눈이 제 기능을 하기 위해서는 반듯이 오장육부에서 공급되는 에너지가 필요하다는 가장 당연하면서 기본적인 사실에서 이 책은 출발한다. 눈은 에너지를 소비하는 곳이며, 그 에너지는 눈에서 만들어 내지 못한다. 눈은 단지 오장육부에서 만들어진 에너지를 소비할 뿐인 것이다. 그런데 대부분 눈을 치료할 때 눈만 쳐다보고 눈만 연구를 하기 때문에 많은 한계가 존재하며 잘못된 치료를 하고 있다는 사실을 알게 되었다.

나는 눈과 오장육부의 상관관계에 대해 깊이 있게 연구하면서 우리의 눈과 인체가 놀랍도록 잘 만들어져 있다는 것을 알게 되었다.

사람의 눈은 쉽게 실명되지 않도록 무수히 많은 보호 작용이 있다. 눈이란 가장 중요한 감각기관중 하나인데, 만약 쉽게 실명이 된다면 지금처럼 과학이 발달하지 않은 과거에 인간이 자연 속에서 살아남을 수 없었을 것이다.

우리가 흔히 알고 있는 안구건조증, 눈 충혈, 근시 등은 병이 아니라 눈을 조금이라도 더 사용하기 위한 보호 작용이다. 하지만 사람들은 이 모든 질환을 병으로 생각해 불편하다고 해서 그 증상만을 없애기 위해 노력한다. 이는 병의 근본을 치료하는 방법이 아니라 보호 작용을 없애는 치료들로써 상황을 더 악화시킬 수 있다.

눈의 뿌리는 오장육부이다. 눈은 에너지를 소비하는 수많은 가지 중 하나일 뿐이다. 눈을 치료하기 위해서는 눈에 영양을 공급해주는 오장육부를 반드시 같이 살펴보아야 한다.

뿌리를 보지 않고 어떻게 가지를 치료한다는 말인가? 이는 과학이 아무리 발달하더라도 불가능한 일이다. 이 책을 통해 가지가 아닌 뿌리를 보고 눈을 점검하는 계기가 되었으면 한다. 그로 인해 안구질환으로 고통받는 많은 사람들이 건강을 되찾을 수 있다면 좋겠다. 또 아직 질환이 없더라도 미리 예방해서 오래도록 밝은 눈으로 세상을 볼 수 있기를 바란다.

김 정 희

차 례

프롤로그

PART 1 우리 눈을 이해하자

1 우리 몸은 에너지를 생산하는 곳과 소비하는 곳으로 나뉜다 11

2 안구질환, 병명은 있지만 원인은 없다? 14

3 우리 눈은 가장 중요한 부분을 먼저 보호한다 17

4 눈이 나빠지는 데는 순서가 있다 21

5 안구건조증은 눈의 가장 기본적인 보호작용이다 24

6 눈의 작용과 질환에 대해서 알아보자 29

7 오장육부와 관련 있는 안구질환, 관련 없는 안구질환 38

PART 2 오장육부와 관계없는 시력 문제, 어떻게 해결할까?

1 근시는 고칠 필요가 없다 44

   알고 보면 장점이 더 많은 근시 44
   우리 눈은 가까이 볼 때보다 멀리 볼 때 더 편하다 46
   시력이 1.0인 학생보다 0.6인 학생이 공부하기에 더 유리하다 48
   시력 1.0과 0.6은 왜 에너지 소비에서 차이가 날까? 51
   근시와 노안은 반대이다 53
   근시일수록 노안은 늦게 온다 56
   미처 모르고 있던 근시의 장점들 58
   성인을 위한 근시 활용법, 근시를 이용하자! 60
   [COLUMN] 모양체에 힘이 들어가게 되는 거리는? 65

2 성장기에는 시력을 조절할 수 있다 68

   자신이 원하는 시력으로 조정할 수 있는 시기 68
   과도한 도수의 안경이 고도근시를 만든다 69
   성장기에 원하는 시력을 만드는 방법 75
   실내에서 1.0은 과도하게 좋은 시력이다 78
   성장기에 원시가 있다면 돋보기를 끼지 마라 81
   성장기 시력, 자연이 치유한다 84
   난시와 사시는 반드시 교정해야 한다 86
   [COLUMN] 눈의 진화와 안경 92
   [COLUMN] 안구 운동으로 시력이 좋아진다? 95

PART 3 오장육부를 치료해야만 좋아지는 안구질환

1 안구건조증과 노안, 오장육부 강화가 답이다 100

눈 이전에 반드시 오장육부를 봐야 하는 안구질환 100
안구건조증을 앓고 있다면 인공눈물의 사용을 중지하라 101
안구건조증의 또 다른 형태, 눈물흘림증 103
노안은 오장육부를 다스리면 치료할 수 있다 105
노안이 왔다면 돋보기를 껴라 108
[COLUMN] 조기 노안은 우울증과 함께 온다 111

2 눈 충혈, 백내장, 안검하수, 비문증은 수술 없이 고칠 수 있다 114

눈 충혈은 피로가 누적된 눈의 적신호이자 보호작용 114
위험한 시도, 눈 미백 수술 117
초기 백내장은 수술 없이 고칠 수 있다 119
안검하수에 보톡스는 독이다 121
비문증은 눈으로 가는 영양이 줄어서 생긴다 123

3 망막질환은 한의학으로 극복 가능하다 126

망막질환, 실명을 부르는 무서운 병 126
시신경에는 통증보다 훨씬 더 좋은 보호작용이 있다 127
녹내장은 오장육부에서 시신경으로 가는 에너지가 부족해서 생긴다 131
황반이 노화되어 생기는 황반변성, 피의 질의 중요하다 134
현대의학에서는 망막질환을 어떻게 치료할까? 141
[COLUMN] 한방과 양방은 관점이 다를 뿐이다 144

PART 4 　 눈을 밝히는 오장육부 관리법

1 　 2주의 기적! 시력을 되찾은 사람들 　150

　　고령의 노안 환자, 돋보기 없이 신문을 보다! 　150
　　안구건조증으로 일상생활이 불가능했던 청년에게 일어난 마법 　159
　　돋보기 없이 바늘에 실을 꿰고 백내장까지 치료하다! 　164
　　어두울 때도 잘 보이고 체중감량까지 되다 　172
　　앓고 있던 여러 각막질환이 한꺼번에 치료되다 　176
　　안구건조증이 사라지고 군살까지 빠지다 　179
　　4년간의 녹내장이 3개월 만에 호전되다 　182
　　오장육부를 치료하면 오장육부가 눈을 치료한다 　186

2 　 식습관을 바꿔야 눈이 밝아진다 　188

　　과연 음식으로 눈이 좋아질 수 있을까? 　188
　　내 몸에 맞아야 좋은 음식이다 　191
　　체질을 안다는 것은 나에게 부족한 에너지를 아는 것 　193
　　체질을 어떻게 확인할 수 있을까? 　197
　　간단한 체질별 특성 　199
　　[COLUMN] 　플러스 에너지 음식을 먹어라 　205

3 　 체질에 따라 쉽게 할 수 있는 체질식 　208

　　태양인은 냉한 음식을 먹어라 　208
　　태음인은 율무로 몸을 맑게 하라 　210

소양인은 팥밥으로 열을 내려라 212
　　소음인은 보양식을 챙겨 먹어라 214
　　의지가 약해도 체질식은 할 수 있다 216
　　주식을 바꾸는 것이 가장 손쉬운 방법이다 221
　　고기도 먹는 법이 있다 223
　　체질식으로 소식하라! 우리는 먹기 때문에 죽는다 225
　　[COLUMN]　안구질환을 치료하는 사상정침 228

4　체질에 관계없는 명안주스와 명안밥상 233
　　체질을 모른다면 내 몸에 귀를 기울여라 233
　　누구나 마실 수 있는 명안주스 235
　　사계절을 품고 음양의 조화를 갖춘 명안주스 236
　　명안주스는 눈 건강과 함께 뇌 건강까지 잡는다 239
　　명안주스 재료 241
　　누구나 즐길 수 있는 명안밥상 245
　　[COLUMN]　우리 몸은 자연식을 하도록 만들어져 있다 252

5　눈 건강을 위한 생활습관 255
　　잠의 황금시간을 지켜라 255
　　적절한 운동으로 오장육부를 강화하자 259
　　마음 관리로 몸까지 다스려라 263
　　눈 건강을 위한 네 가지 습관 265
　　눈의 피로를 풀어주는 혈자리 자극법 266

PART 1

우리 눈을 이해하자

1

우리 몸은 에너지를 생산하는 곳과 소비하는 곳으로 나뉜다

 우리 몸속에는 수많은 기관들이 유기적으로 돌아간다. 이렇게 복잡한 우리 몸을 파악하는 방법은 무수히 많지만 아주 간단하게 파악하는 방법이 있다. 바로 에너지의 생산과 소비로 파악을 하는 것이다. 이 관점에서 보면 우리 인체는 무척이나 간단하다. '에너지를 생산하고 소비한다'는 두 가지뿐이다. 우리가 하는 모든 행위와 인체의 생리는 에너지의 생산과 소비로 설명할 수 있다는 말이다. 인체는 복잡하게 보면 복잡하지만 간단히 보면 이토록 간단하기도 하다. 나 또한 오장육부에서 생성된 에너지를 지금 이 책을 쓰면서 소비하고 있다. 모든 동물과 인간의 행동은 에너지의 생산과 소비를 떠나지 않는다.

하지만 인체는 에너지를 생산하는 곳과 소비하는 곳이 따로 분리되어 있어서 여러 가지 문제가 생기게 된다.

자, 이제부터 몇 가지 질문을 해보자.

우리 인체에서 에너지를 생산하는 곳은 어디일까?

바로 오장육부다. 우리가 음식을 먹거나 호흡을 하면 오장육부가 일을 해서 에너지를 만들어 인체의 곳곳으로 배달을 해준다.

에너지를 소비하는 곳은 어디일까?

우리의 피부, 근육, 눈, 코, 입, 귀, 뇌 등 신체의 대부분은 에너지를 소비하는 곳이다.

그렇다면 에너지의 생산이 중요할까, 에너지의 소비가 중요할까?

당연히 에너지의 생산이 소비보다 더 중요하다. 생산이 되어야 소비를 할 수 있기 때문이다.

앞의 문답에서 보았듯이 눈은 단지 에너지를 사용하는 곳 중 하나일 뿐이다. 나무에 비유하자면 오장육부는 에너지를 공급하는 뿌리이고, 눈은 에너지를 사용하는 가지 중 하나일 뿐이다.

이 책의 주제는 눈이지만 사실 눈은 오장육부의 지배를 받는 곳이기 때문에 눈보다 오장육부가 더 중요하다. 그런데 대부분의 사람들과 현대의학에서는 눈을 볼 때 에너지를 공급하는 오장육부를 전혀 고려하지 않고, 오로지 눈만 치료하려고 한다. 눈과 관련된 책들을 봐도 대부분 눈의 구조와 안구운동에 대해서만 설명하고 있다. 이는 나무는 보고 숲을 보지 못하는 것이다.

이 책은 나무와 숲을 모두 보는 책이다. 에너지를 생산하는 뿌리를 보지 않고는 가지를 고칠 수 없다. 뿌리를 전혀 보지 않고 가지를 고치려고 노력하는 것은 헛된 에너지 낭비라고 단언한다.

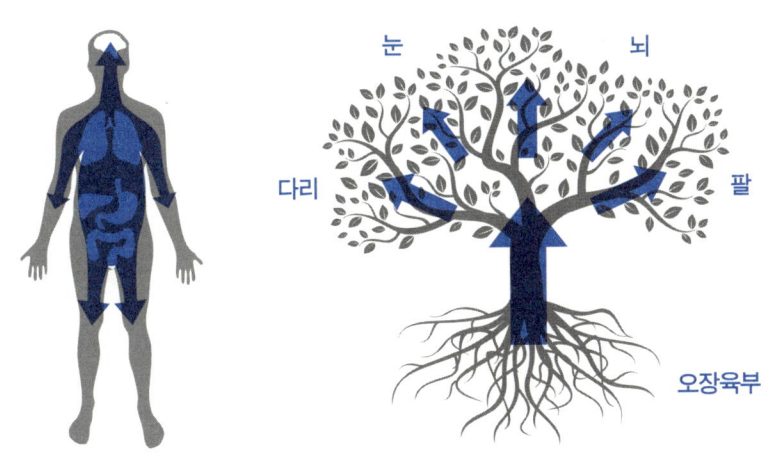

뿌리에서 가지와 잎으로 영양이 공급되는 것과 같이 오장육부에서는 눈을 포함한 우리 몸 곳곳에 에너지를 보낸다.

2 안구질환, 병명은 있지만 원인은 없다?

안과학에는 안구건조증, 눈물흘림증, 녹내장, 백내장, 황반변성, 근시, 원시, 난시 등 수많은 질환들이 있다. 이러한 질환들은 과학의 발달로 인한 진단 장비의 발전으로 쉽게 진단하고 병명을 알아낼 수가 있다.

안구건조증은 눈물량 검사와 눈물막 파괴시간검사로 10분이면 진단할 수 있고, 백내장 또한 세극등 현미경으로 금방 알 수가 있다. 황반변성과 녹내장 같은 망막질환도 망막을 촬영하여 검사할 수 있으며, 시신경의 상태 역시 검사가 가능하다. 옛날 의사들은 상상도 할 수 없었던 이러한 진단 장비들은 현재에도 나날이 발전하고 있다.

하지만 안구질환 대부분이 병명은 있지만 원인은 불명인 경우가 많다. 안구질환 중 가장 흔한 안구건조증도 대부분이 원인 불명이다. 실명이 되는 가장 무서운 망막질환인 황반변성과 정상안압 녹내장 역시 병명은 있고, 진단을 할 수는 있지만 모두 원인 불명의 질환들이다.

과학은 실로 놀라울 정도로 발전하였다. 그런데 가장 흔한 안구질환인 안구건조증의 원인조차 알 수 없고, 황반변성과 녹내장으로 실명까지 되는데 그 원인은 알 수 없다니? 이는 과학과 진료장비의 발전이 부족해서가 아니다. 질환의 원인을 찾는 시작점이 잘못되었기 때문이다. 안구질환의 원인을 오로지 눈에서만 찾으려고 하기 때문에 원인을 알 수 없는 것으로 정답이 존재하지 않는 곳에서 정답을 찾고 있는 것과 같다.

'눈'이라는 나무의 가지에는 원인이 없고 결과만이 있을 뿐이다. 원인은 뿌리에 있다.

뿌리가 약해지면 가지에 영양 공급이 안돼서 가지가 시들기 때문에 뿌리를 생각하지 않고 가지만 보면 왜 시드는지 원인을 알 수가 없다. 원인을 모르니 잘못된 치료를 하게 되는 것이다. 병명이라는 것은 결과이지 원인이 아니다.

과학의 발전으로 우리는 눈을 아주 정밀하게 살펴볼 수 있다. 이는 대단한 것이고, 이로써 수많은 사람들을 구하고 있다. 예전에는 실명이 될 수밖에 없는 질환들이었지만 안과적인 치료로 새로운 빛을 찾고 있다. 하지만 동시에 원인을 정확히 파악하지 못해서 잘못된 치료로 오히려 역효과를 일으키는 경우도 있다. 안구질환의 원인은 반드시 존재한다. 원인 없는 결과란 이 자연에 존재하지 않기 때문이다. 따라서 이를 정확히 파악하는 것이 중요하다.

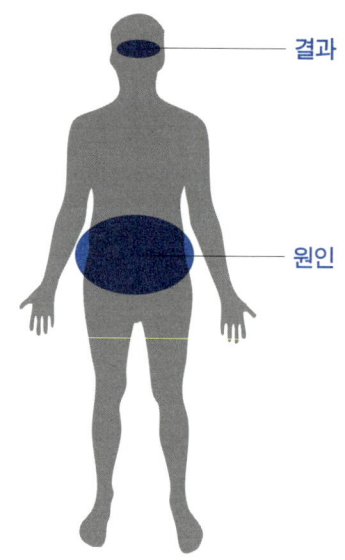

안구질환의 원인은 오장육부에 있기 때문에 결과를 나타내는 눈만 봐서는 근본적인 치료를 할 수 없다.

3

우리 눈은 가장 중요한 부분을 먼저 보호한다

우리 눈은 크게 보면 바깥쪽에서부터 각막 – 수정체 – 망막으로 구성되어 있다. 각막은 눈을 먼지 따위로부터 보호하고 빛을 모아주며, 수정체는 빛을 굴절시켜 상이 맺히도록 해준다. 그리고 마지막으로 망막이 그 빛을 받아 해석한다.

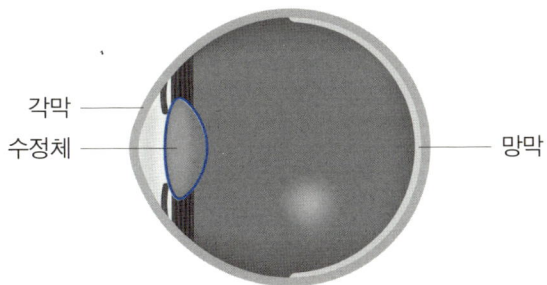

그렇다면 각막, 수정체, 망막 중 어느 곳이 가장 중요할까?

모두 중요하겠지만 그중에서도 가장 중요한 곳은 바로 제일 안쪽에 위치해 있는 망막이다. 망막에 있는 시신경은 한번 죽으면 재생이 되지 않기 때문이다. 만약 망막이 눈에서 가장 바깥쪽으로 나와 있다면 조그마한 충격에도 바로 실명이 되고 말 것이다.

그다음 중요한 곳은 수정체다. 수정체 역시 한번 변성되면 잘 돌아오지 않아서 바깥쪽에 위치할 경우 금방 백내장이나 노안이 오고 말 것이다.

마지막으로 각막은 가장 바깥쪽에 위치해 있어서 질환이 잘 생길 수 있지만 망막과 수정체에 비해 상대적으로 쉽게 치료가 가능하다.

따라서 우리 눈의 구조는 중요도에 따라 배치되어 있다고 생각해도 될 것이다. 중요한 부위일수록 안쪽에 위치하여 외부 충격으로부터 보호받을 수 있도록 구성되어 있다.

너무나 절묘하지 않은가?

이뿐만이 아니다. 눈은 또 하나의 영리한 시스템을 갖추고 있는데, 바로 에너지를 사용하는 방식이다.

예를 들어 한 달에 100만 원을 벌다가 70만 원을 벌게 되었다고 해보자. 줄어든 30만 원을 아껴 써야 하는데, 식비부터 없애는 사람이 있을까? 수입이 줄어들면 누구나 문화비나 유흥비, 쇼핑비 등 생명과 관련 없는 부분부터 줄여나갈 것이다. 이는 무척 자연스러운 생존 전략이다.

이러한 시스템은 우리 인체의 모든 부분에서 똑같이 작용한다. 추운 곳에 있는 경우, 체온을 유지시키기 위해서 많은 에너지가 필요하다. 이때 우리 몸의 혈액과 에너지는 심장으로 집중된다. 심장이 멎으면 죽기 때문에 우선적으로 에너지를 심장으로 집중시키는 것이다. 그리고 생명과 직접적으로 관련되지 않은 곳부터 에너지를 줄이는데, 대표적인 곳이 손끝, 발끝이다. 손끝과 발끝에는 당장 혈액이 가지 않더라도 곧바로 생명을 잃지는 않기 때문이다. 그래서 동상이 걸리면 손끝, 발끝에 먼저 걸리는 것이다.

이처럼 우리 몸은 가장 중요한 곳부터 에너지를 보내주고, 가장 중요하지 않은 곳부터 줄여나간다. 만약 이러한 보호작용이 없다면 인간이나 동물은 추운 곳에서 금방 심장마비에 걸리고 말 것이다.

눈도 이러한 원리로 보호작용이 작동된다. 하루 동안 눈에 필요한 에너지가 100이라고 했을 때 70만 공급된다면 문제가 생긴다. 이때 우리 눈에서는 30이라는 에너지를 줄이는데, 여기에도 순서가 있다.

만약 30을 줄일 때 망막이나 수정체로 가는 것을 줄이면 어떻게 될까? 시신경이 파괴되어 금방 실명이 되거나 눈이 조금만 피곤해도 노안이나 백내장이 생겨버릴 것이다. 하지만 우리 눈은 웬만해서는 실명이 되지 않으며 마흔 전에는 노안이나 백내장이 거의 발생하지 않는다. 눈의 보호작용으로 가장 중요한 망막부터 에너지를 공급해주고, 에너지가 부족하면 상대적으로 중요하지 않은 각막부터 줄이기 때문이다. 그래서 눈에 에너지가 부족하면 가장 먼저 눈 충혈이나 안구건조증과 같은 각막질환 증상이 나타나는 것이다. 에너지가 조금만 부족해져도 나타나는 각막질환은 젊은 나이에도 흔하지만, 에너지가 많이 부족해서 생길 수 있는 망막질환은 젊은 나이에 흔하지 않은 것이 바로 그 때문이다. 이처럼 눈은 아주 영리한 구조와 시스템을 가지고 있다.

4 눈이 나빠지는 데는 순서가 있다

앞에서 눈에서 중요한 곳은 안쪽으로 들어가 있으며, 에너지를 보내줄 때도 가장 중요한 안쪽부터 보내준다고 하였다. 그렇다면 병은 어느 부위부터 생기게 될까?

이미 예상했겠지만, 우리 몸에서 중요하지 않은 곳부터 병이 생기게 된다. 에너지가 부족할 때는 중요하지 않은 곳부터 에너지를 차단시키기 때문에 부족한 부위에 병이 생기는 것이다.

눈도 상대적으로 중요하지 않은 바깥쪽부터 병이 생긴다. 즉 각막, 수정체, 망막 순서로 병이 생기는 것이다.

오장육부에서 각막으로 필요한 만큼 에너지가 공급되지 못하면 안구건조증, 눈물흘림증, 눈 피로, 통증, 충혈 등의 각막질환이 생긴다. 수정체로 필요한 에너지가 공급되지 못하면 노안, 백내장 등의 수정체질환이 생기고, 유리체로 에너지가 충분히 공급되지 못하면 비문증이 생긴다. 마지막으로 망막에 에너지 공급이 되지 못하면 녹내장, 황반변성과 같이 시신경 장애를 일으키는 각종 망막질환이 온다. 사실 눈에서 중요한 곳에 에너지를 먼저 보내준다는 것은 나의 이론이지만, 그동안 임상에서 이런 식으로 병이 진행되는 것을 수없이 관찰해 오며 내린 결론이다.

각 질환별 통계를 보면 대표적인 각막질환인 안구건조증은 20~30대 때부터 주로 많이 생기는데, 연령이 높아질수록 발병 빈도도 많아지고 증상도 악화된다.

반면 20~30대에는 수정체질환과 망막질환은 극히 드물어서 노안이나 백내장, 녹내장 등의 질환은 거의 생기지 않는다. 수정체질환은 주로 40대인 중년부터 발병하기 시작하는데, 이때는 각막질환과 수정체질환이 주로 생기고 망막질환까지는 거의 생기지 않는다.

가장 중요한 곳인 망막에 생기는 질환은 60대 이후에 주로 발병한다. 60대에는 망막질환뿐 아니라 수정체질환과 각막질환도 훨씬 더 많이 생긴다. 이처럼 나이가 들어서 신체의 에너지가 부족해질수록 안구의 안쪽에 병이 생긴다는 것을 알 수 있다.

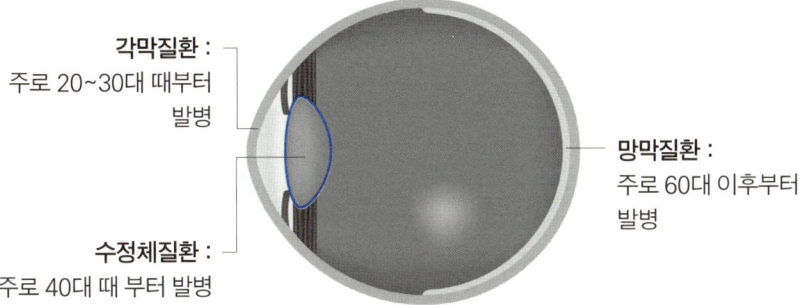

5 안구건조증은 눈의 가장 기본적인 보호작용이다

눈에 대해 공부하면서 안구건조증이 참 재미있는 질환이라는 것을 알게 되었다. 그리고 우리 눈이 얼마나 절묘하게 잘 만들어져 있는지 감탄했다.

안구건조증은 안구질환 중 가장 흔하면서도 괴로운 눈 질병이다. 보통 가볍게 여기고 별것 아니라고 생각하기 쉽지만 심각한 경우에는 사회생활이 불가능할 정도로 힘들다.

안구건조증은 말 그대로 눈이 건조한 현상으로 눈물이 부족하거나 눈물이 너무 많이 증발해버려서 생길 수도 있고, 눈물 구성성분의 균형이 맞지 않아서 발생하기도 한다. 그 결과 안구의 표면인 각막이 손상되어 불편함이 생기는 것이다. 눈이 건조한 느낌은 물론이고 시리거나 이물감, 통증이 느껴지기도 한다.

그런데 현대의학에서는 아직 안구건조증을 치료하는 치료제가 제대로 개발되지 못하고 있다. 만약 누군가 안구건조증을 완벽히 치료할 수 있는 안약을 개발한다면 세계적인 부자가 될 것이다. 하지만 의학의 발전에도 불구하고, 많은 사람들이 고통받는 안구건조증의 치료제가 개발되지 못하는 이유가 무엇일까?

이는 현대의학에서 안구건조증이 무엇인지 제대로 파악하지 못하고 있기 때문이다.

안구건조증이 무엇인지도 모르는데 어떻게 안구건조증 약을 개발할 수 있겠는가?

안구건조증은 눈이 잘못되서 생긴 병이 아니라 눈의 보호작용이다. 따라서 안구건조증 약을 개발한다는 말은 눈의 보호작용을 없애는 약을 개발한다는 말이 된다.

앞에서 우리 눈이 하루에 100만큼의 에너지를 사용하여 사물을 본다고 했을 때, 오장육부에서 70만 공급된다면 30이라는 에너지를 줄인다고 하였다. 눈에서는 현명하게도 70만 사용하려고 노력하는 것이다. 이는 눈을 조금이라도 더 오래 사용하고자 하는 우리 몸의 힘겨운 노력이다.

그 첫 번째 노력이 바로 안구건조증이다. 일부러 눈을 아프고 건조하게 만들어 우리 눈을 감게 만드는 것이다. 만약 에너지가 70만 공급되는데, 우리가 알지 못해서 눈을 쉬지 않고 계속 사용한다면 눈은 금방 파괴되고 말 것이다. 하지만 눈은 친절하게도 에너지가 부족해지면 아프게 만들어서 휴식이 필요하다는 신호를 보내준다. 인간은 아프거나 불편하지 않으면 쉬지 않기 때문이다.

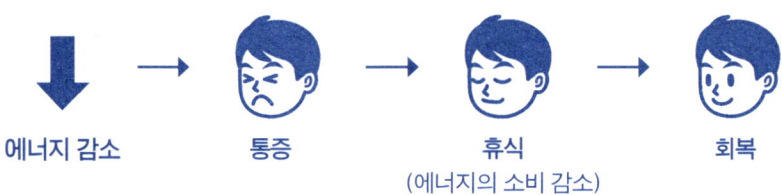

에너지 감소 → 통증 → 휴식 (에너지의 소비 감소) → 회복

현대의학에서는 안구건조증에 대한 이러한 개념이 없어서 안구건조증을 병으로 규정하고 건조한 증상만 없애려고 노력한다. 그래서 나온 대표적인 치료 방법이 바로 인공눈물이다.

내가 안구건조증으로 내원하는 환자에게 가장 먼저 하는 말이 바로 '인공눈물과 안약을 끊으라'는 것이다. 안구건조증에 걸렸다면 사실 눈에는 아무 문제가 없고 오히려 보호작용이 잘 작동하고 있다는 증거이기 때문이다.

예를 들어 남편이 100만 원 벌다가 70만 원만 벌어다 주면 불편하지만 소비를 줄여 70만 원 쓰는 주부가 정상일까, 아니면 그냥 쓰던 대로 100만 원 쓰는 주부가 정상일까? 답은 굳이 말하지 않아도 알 것이다.

내가 인공눈물을 권하지 않는 중요한 이유가 두 가지 있다. 첫 번째 이유는 내 눈에서 나오는 눈물과 성분이 똑같은 눈물을 인공적으로 만들어낼 수 없다는 것이다. 인공눈물은 단지 눈물을 흉내 내서 비슷한 화학물질을 만들어낸 것일 뿐, 이러한 화학물질이 우리 눈에 좋을 리는 없다.

두 번째 이유는 가장 강조하고 싶은 내용인데, 안구건조증에 시달리고 있는 사람이라면 꼭 기억하길 바란다.

그것은 바로 인공눈물이 통증을 없애버린다는 점이다. 인공눈물의 목적은 눈의 통증을 없애는 것인데, 아이러니하게도 그게 문제가 된다.

인공눈물은 눈에 전혀 에너지를 공급해주지 않으면서 통증만 없애버리기 때문에 눈을 계속 사용하게 만들어버린다. 이는 70만 원 버는데 불편하다고 100만 원을 계속 쓰는 꼴이다. 이런 상태가 지속되면 빚이 쌓여 더 큰 문제가 생기게 되는 것과 같다.

인공눈물을 사용하면 당장은 편하고 좋겠지만, 눈을 쉬지 않고 계속 사용하기 때문에 피로가 더욱 쌓이게 된다. 그 결과 눈은 더 큰 통증을 만들어낸다. 이러한 악순환을 반복하면서 눈의 보호작용은 결국 병으로 발전하는 것이다.

눈이 아플 때 가장 좋은 방법은 눈이 원하는 대로 휴식을 취하는 것이다.

눈이 아프면 눈을 감아라.

이것이 바로 안구건조증의 목적이다. 너무나 친절하게도 우리가 언제 눈을 쉬게 해야 하는지를 알려주는 것이다.

인공눈물뿐만 아니라 대부분의 안약들은 눈에 영양을 공급해주는 것이 아니라 단지 통증을 없애서 눈을 계속 사용하게 하는 것이 목적이다. 이는 우리 몸의 보호작용에 역행하는 행위임을 잊지 말자.

6 눈의 작용과 질환에 대해서 알아보자

　우리는 매일 아침 눈을 떠서 수많은 것들을 보면서 하루를 보낸다. 항상 당연한 듯 사물을 보지만 눈이 어떻게 작용하는지에 대해서는 생각하는 일이 거의 없을 것이다. 학창시절에 배우긴 했겠지만 제대로 기억하기 어렵고 복잡하다는 인식이 많은 것 같다.

　하지만 눈을 치료하고 싶다면 먼저 자기 눈이 어떻게 작동하는지, 어떻게 문제가 생길 수 있는지 관심을 가지는 게 좋지 않을까? 그저 의사가 시키는 대로 따르는 것보다 그 원리를 이해하면 환자 자신이 훨씬 능동적인 자세가 되고, 자연히 치료도 수월해진다.

눈이 사물을 보는 원리는 전혀 어려울 것이 없다. 이 장을 읽어본다면 막연하게 어렵다고 생각했던 사람도 별것 아니라는 생각이 들 것이다.

우리 눈이 사물을 보기위한 작용은 크게 두 가지만 생각하면 된다. 첫째는 망막에 빛이 도달하는 것, 둘째는 망막에 빛이 도달한 후 시신경이 그것을 해석하는 것이다.

흔히 발생하는 대표적인 안구질환들은 모두 이 두 가지 과정이 원활하지 못해서 생긴다. 근시, 원시, 노안, 백내장, 비문증 등은 모두 망막에 빛이 제대로 도달하지 못하기 때문에 생기는 것이고, 녹내장이나 망막질환은 빛이 망막에 도달했지만 이를 해석하지 못해서 생긴다.

먼저 빛이 눈을 투과해 망막에 도달하는 과정을 좀 더 자세히 들여다보자. 여기서도 두 가지를 생각해야 하는데, 첫째는 초점이고, 둘째는 투과도다.

카메라를 생각해보면 쉽게 이해가 될 것이다. 카메라의 렌즈는 눈의 원리와 동일하기 때문이다. 사진을 찍을 때 선명한 사진을 얻으려면 우선 초점이 맞아야 한다. 초점이 맞지 않으면 사물은 흐려 보이기 때문이다. 우리 눈에서도 '초점이 얼마나 잘 맞느냐'가 사물을 또렷하게 보는 능력을 결정한다.

그럼 초점에 대해 좀 더 자세히 알아보자. 우리 눈으로 빛이 들어오면 빛은 수정체를 통과해 굴절하면서 망막에 한 점으로 모인다. 이때 정확히 한 점에 맺혀야만 초점이 잡히고 사물을 제대로 볼 수 있다.

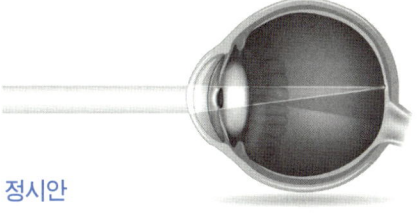

정시안

반대로 초점이 제대로 맞지 않으면 사물이 흐릿하게 보인다. 이처럼 빛이 한 점에 모이지 않아서 생기는 문제가 바로 시력 문제다. 흔히 아는 근시, 원시, 난시, 노안이다.

잘 알다시피 근시는 가까운 것은 잘 보이지만 멀리 있는 것은 잘 보이지 않는다.

빛은 수정체를 투과하면서 굴절되는데, 이때 굴절률이 높아서 정상보다 큰 각도로 꺾이면 초점은 망막의 앞에 맺힌다. 이를 근시라고 한다.

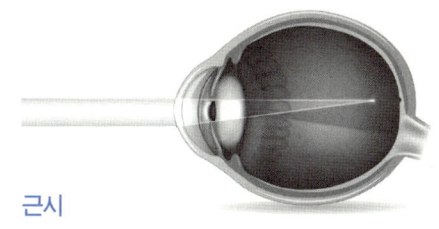

근시

근시와는 반대로 원시는 멀리 있는 것은 잘 보이는데 가까이 있는 것은 잘 보이지 않는다. 빛의 굴절률이 낮아서 꺾이는 각도가 작으면 망막의 뒤쪽에 초점이 맺히는데, 이를 원시라고 한다.

원시

난시는 빛이 한 점에 모이지 않고 여러 점에 모여서 사물이 여러 개로 보이는 것을 말한다.

난시

노안은 원시와 비슷한데 눈의 조절력이 떨어져서 빛이 망막 뒤쪽에 비치는 것을 말한다. 원시처럼 먼 곳이 잘 보이는 반면 가까운 곳은 잘 보이지 않는다.

노안

초점의 문제로 발생하는 질환들

병명	원인	증상
근시	초점이 망막의 앞에 맺힌다.	가까이 있는 것은 잘 보이지만 멀리 있는 것은 잘 보이지 않는다.
원시	초점이 망막의 뒤에 맺힌다.	멀리 있는 것은 잘 보이지만 가까이 있는 것은 잘 보이지 않는다.
난시	초점이 여러 개 맺힌다.	사물이 여러 개로 겹쳐 보인다.
노안	노화로 인해 조절력이 떨어져 초점이 망막의 뒤에 맺힌다.	멀리 있는 것은 잘 보이지만 가까이 있는 것은 잘 보이지 않는다.

여기까지는 빛이 망막의 한 점에 제대로 도달하지 못해서, 즉 초점이 잘 잡히지 않아서 생기는 문제들을 알아보았다. 다행히 이런 문제들은 안경으로 거의 다 해결할 수 있다.

초점과 함께 중요한 것이 한 가지 더 있는데, 바로 '투과도'라는 것이다. 쉽게 말하면 안구가 얼마나 맑은가 하는 문제다. 창이 깨끗하면 밖이 잘 보이지만 더러우면 시야를 가려서 잘 보이지 않듯이 안구가 맑으면 깨끗하게 잘 보이지만 탁하면 잘 보이지 않는다.

빛이 눈에 들어오면 각막, 수정체, 유리체의 순으로 투과한다. 따라서 우리 눈은 각막, 수정체, 유리체라는 세 개의 렌즈를 가지고 있는 셈이다.

PART 1 우리 눈을 이해하자

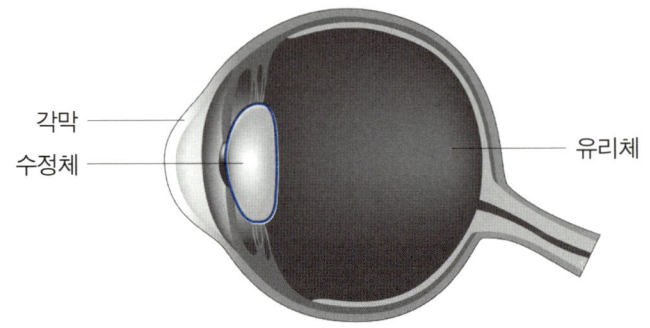

이 세 곳 중 어느 한 곳이라도 투과도가 좋지 않으면 문제가 생기는데, 부위에 따라 대표적으로 아래와 같은 질환들이 나타날 수 있다.

투과도의 문제로 발생하는 질환들

병명	원인	증상
각막혼탁	각막이 손상되어 나타난다	각막이 불투명해져서 시력이 떨어진다. 외관상으로도 각막이 혼탁하고 허옇게 보인다. 각막이식수술로 치료할 수 있다.
백내장	수정체가 손상되어 나타난다	수정체가 혼탁해져서 시력장애를 일으키며 이 역시 수술로 치료할 수 있다.
유리체혼탁, 비문증	유리체가 손상되어 나타난다	유리체혼탁은 비문증을 동반한다. 유리체가 혼탁해지면서 시야에 모기가 날아다니는 것 같은 현상을 일으킨다. 먼저 원인을 찾아 그 병을 치료해야 하며 혼탁이 사라지는 데는 보통 1년 이상이 걸린다.

지금까지는 빛이 눈을 투과해 망막에 맺히기까지의 과정에서 생길 수 있는 질환들을 설명했다. 그다음으로 알아볼 것은 망막에 맺힌 빛을 해석하는 과정에서 생길 수 있는 질환이다.

사실 빛이 투과하는 과정에서 무척 많은 질환들이 발생하는데, 이 질환들은 상대적으로 치료하기가 쉽다. 반면 망막에 도달한 빛을 해석하지 못하는 경우는 별로 없지만, 발생하면 그만큼 치명적이다.

빛이 들어오면 시신경은 그것을 해석해서 뇌에 전달한다. 그런데 시신경이 잘못되면 빛이 아무리 들어와도 그것을 인식할 수 없게 된다. 손으로 눈을 가리고 아무리 빛을 쏴도 인식하지 못하는 것과 같다.

시신경이 손상되었다는 것은 빛이 들어와도 아무 의미가 없다는 뜻이므로 많은 경우 실명으로 이어진다. 이처럼 망막에 빛이 도달한 후에 그 빛을 해석하는 과정에서 시신경의 문제로 발생하는 병들을 망막질환이라고 부른다.

시신경의 문제로 발생하는 질환들

병명	원인	증상
황반변성	노화로 인해 황반의 형태와 성질이 변해서 생긴다.	직선이 구불구불하게 보이고 눈에 먼지가 낀 것처럼 부분적으로 보이지 않는다.
녹내장	안압이 상승하거나 시신경이 손상되어 발생한다.	시력이 떨어지고 구토나 두통 증상이 나타날 수 있다.
당뇨망막병증	당뇨로 인한 혈관질환으로, 망막의 모세혈관에 혈액이 흐르면서 혈관이 좁아지거나 막혀서 발생한다.	초점이 맞지 않거나 눈에 먼지가 낀 것 같고 눈부심 증상이 나타날 수 있다.

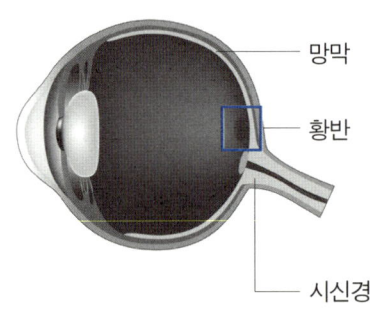
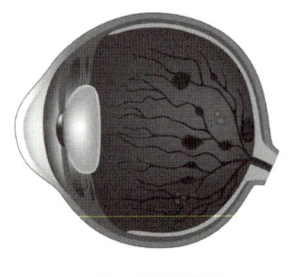

당뇨망막병증

안구질환의 세 가지 원인

① **초점이 안 맞을 때** : 근시, 원시, 난시, 노안
② **투과도에 문제가 있을 때** : 각막혼탁, 백내장, 유리체혼탁, 비문증 등
③ **빛이 들어왔으나 해석하지 못할 때** : 황반변성, 당뇨망막병증, 녹내장 등

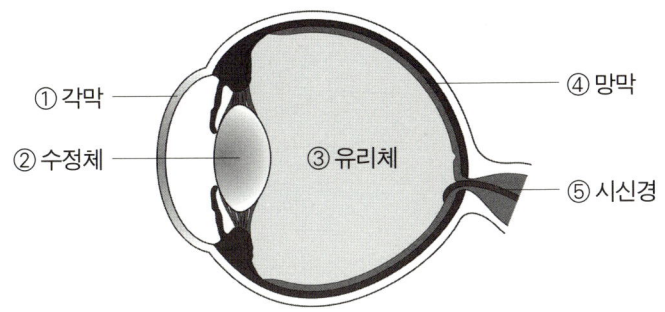

나이별로 나타날 수 있는 안구질환

① **각막** : 주로 20~30대 때부터 질환이 생김(각막혼탁)

② **수정체** ③ **유리체** : 주로 40대 때부터 질환이 생김
　　　　　　　　　　(백내장, 유리체혼탁, 비문증 등)

④ **망막** ⑤ **시신경** : 주로 60대 때부터 질환이 생김
　　　　　　　　　　(황반변성, 당뇨망막변증, 녹내장 등)

4

오장육부와 관련 있는 안구질환, 관련 없는 안구질환

많은 환자들이 안구질환을 호소하며 나를 찾아온다. 그런데 나는 눈을 치료할 때 사실 눈 자체는 잘 보지 않는다. '눈을 치료하면서 눈을 보지 않는다고?'라며 황당하게 생각할지도 모르겠지만 여기에는 이유가 있다.

나는 눈의 뿌리를 더 중요하게 생각하기 때문이다. 침과 한약으로 눈의 뿌리라고 할 수 있는 오장육부를 치료해서 그 연쇄작용으로 눈을 치료하는 방법을 이용하는 것이다. 이것은 가장 근본적이며 확실한 방법이다. 이 책에서는 오장육부를 좋게 해서 눈을 치료할 수 있는 방법을 알려주고자 한다.

그 전에 먼저 오장육부를 좋게 해서 치료할 수 있는 안구질환과 그렇지 않은 질환이 있다는 것을 알아야 한다. 이 책에서 소개하는 방법이 많은 안구질환들을 예방하고 개선하며 치료할 수 있는 것은 분명하지만 무조건 다 치료할 수 있다고 한다면 거짓말이다. 독자들은 이 점을 미리 알고 오해 없이 책을 봤으면 한다.

오장육부가 좋아지면 치료되는 안구질환

여기서는 오장육부가 조금만 좋아져도 금방 회복되는 안구질환부터 오장육부가 많이 좋아져야 회복되는 안구질환까지, 세 가지 단계로 나눌 수 있다. 1단계가 가장 쉽게 좋아지고 3단계가 가장 많은 노력이 필요한 질환인데, 이는 병의 경중에 따른 단계라고도 볼 수 있다.

① 1 단계 : 안구건조증, 눈 충혈, 눈 피로, 눈 통증, 눈물흘림증, 각막의 염증성 질환들, 눈떨림
② 2 단계 : 소아 근시, 소아 원시, 소아 난시, 노안, 안검하수, 비문증
③ 3 단계 : 백내장, 녹내장, 황반변성, 약시, 각종 망막질환

오장육부가 좋아져도 치료할 수 없는 안구질환

자, 눈의 뿌리는 오장육부라고 하였다. 그런데 오장육부가 좋아져도 치료할 수 없는 질환이 있다니? 그럼 뿌리가 좋아져도 고칠 수 없는 가지가 있다는 말인가? 결론부터 말하자면 그렇다.

성인 근시, 성인 원시, 성인 난시, 급성 폐쇄성 녹내장

이 질환들은 오장육부가 아무리 튼튼해져도 좋아지지 않는 질환들이다. 물론 녹내장은 오장육부가 좋아지면 개선될 수 있지만, 급성 폐쇄성 녹내장은 급성으로 오기 때문에 오장육부를 치료할 시간이 없다. 이때는 수술이나 양방적인 치료가 반드시 필요하다.

또한 성인 근시, 원시, 난시는 안구의 크기와 관련이 있기 때문에 오장육부가 아무리 좋아져도 나아지지 않는다. 성인이 되면 성장이 멈춰서 안구의 크기 역시 변하지 않기 때문에 이 질환들은 수술적인 방법이 아니고서는 교정할 수가 없다.

오장육부가 좋아져도 근시를 좋게 할 수 없다니, 실망하는 사람이 많을 것이다. 하지만 도시에서 생활하는 대부분의 사람들은 근시를 고칠 필요가 없다.

사실 근시는 현대인이 생활환경에 적응한 안구 구조로, 시력이 좋은 것보다 오장육부와 안구 건강에 오히려 더 유리하기 때문이다. 따라서 근시는 오장육부가 좋아져도 좋아지지 않는다.

한 가지 예를 들어보자. 일반적으로 몽골 사람들은 우리보다 시력이 훨씬 좋다. 근시가 거의 없으며 시력이 2.0~3.0인 사람도 많이 있다. 그럼 몽골 사람들이 우리보다 오장육부가 튼튼해서 그런 것일까? 물론 그렇지 않다. 몽골 사람이나 우리나라 사람이나 오장육부 건강은 비슷하고 오히려 평균수명은 우리나라 사람들이 더 높다. 만약 흔히 말하는 시력이 오장육부의 기능과 관련이 있다면 몽골 사람들의 시력이 우리보다 더 좋을 이유가 없다. 단지 몽골 사람들은 넓은 환경에서 멀리 보는 것에 적합하기 때문에 시력이 좋은 것이고, 막힌 곳에서 가까운 것을 많이 보고 생활하는 우리는 근시가 훨씬 유리하기 때문에 근시가 많은 것이다. 다시 말해 근시라는 것은 단순히 먼 곳이 안 보이는 시력이 아니라, 가까운 곳을 많이 보는 현대인이 환경에 적응하여 근거리를 볼 때 훨씬 편한 안구 구조로 진화한 것이다.

근시를 잘 이용하면 시력이 좋은 사람보다 훨씬 유리한 점이 많다. 근시일수록 노안이 잘 오지 않으며, 공부를 하거나 근거리 작업을 할 때 에너지 소비가 적다. 그런데 근시인 사람들 중 많은 이들이 근시의 장점을 모르고 이를 이용하지 못하고 있다. 정말 안타까운 일이다. 자신의 장점을 모르고 활용하지 못하다니! 심지어 장점인 줄도 모르고 있다!

근시의 장점과 이를 이용할 수 있는 방법에 대해 이제부터 자세히 설명할 것이다. 아마 근시에 대한 부분은 이 책에서 가장 재미있는 부분이 아닐까 한다. 기대해도 좋다.

PART 2

●

오장육부와 관계없는 시력 문제, 어떻게 해결할까?

1 근시는 고칠 필요가 없다

알고 보면 장점이 더 많은 근시

현대인들이 가장 불편해하는 것이 바로 근시일 것이다. 근시 때문에 대부분의 사람들이 안경을 쓰고 시력교정 수술을 하기도 한다. 그런데 나는 이 책에서 근시에 대한 생각의 전환을 시도하고, 근시를 편리하게 이용하는 방법을 알려주고자 한다.

이 장을 읽어보면 분명 근시에 대한 생각이 많이 달라질 것이다. 일단 근시인 자녀가 있다면 시력을 좋게 하는 방법은 분명히 있으니 끝까지 읽어보길 바란다. 반면 성인이라면 근시를 좋게 할 수는 없지만 이를 잘 이용해 이점으로 만들 수 있다.

나 역시 고도근시이기 때문에 근시를 고치기 위해 많은 노력을 해본 적이 있다. 하지만 소아 근시는 교정이 가능해도 성인 근시는 불가능하다는 사실을 깨달았고, 지금은 안경이나 콘택트 렌즈를 끼고 생활을 하고 있다. 한번은 안구질환과 관련해 텔레비전 출연 요청을 받았는데 그때 나는 안경이 아니라 콘택트 렌즈를 끼고 출연해야 했다. 눈 전문 한의사가 안경을 끼고 나오면 신뢰성이 떨어진다는 이유에서였다. 실제로 텔레비전을 보고 본원에 내원한 환자들이 나를 보고 실망하는 기색이 역력한 경우가 많다. 안경을 벗으려고 한의원에 왔는데 정작 한의사가 안경을 끼고 있다니, 실망스러운 일일 것이다. 대놓고 "어? 안경 끼셨네요"라고 말하는 환자들도 있다. 만약 내가 시력교정 수술을 했다면 우리 한의원의 매출이 더 올라갔을 것이라는 생각도 해본다. 하지만 나는 돈을 좀 덜 벌더라도 시력을 교정하는 수술을 받을 생각이 전혀 없다. 왜냐하면 나는 근시인 것에 무척 만족하기 때문이다. 오히려 근시인 것이 자랑스럽기까지 하다.

나는 시력이 1.5나 2.0이 아니라서 무척 다행이라고 생각한다. 설명을 듣고 나면 시력이 좋은 사람들은 오히려 자신의 눈에 대해 안타까워할지도 모른다. 그리고 근시인 사람들은 자신이 근시인 것을 다행이라고 생각할 것이다.

우리 눈은 가까이 볼 때보다 멀리 볼 때 더 편하다

우리 눈은 멀리 볼 때 편하게 만들어졌을까, 가까운 곳을 볼 때 편하게 만들어졌을까?

정답은 바로 먼 곳을 볼 때다. 우리 눈은 가까이 볼 때보다 멀리 볼 때 훨씬 편하게 만들어져 있다.

앞서 했던 것처럼 우리 눈을 카메라에 비유해보자. 카메라로 사물을 찍을 때 줌인, 줌아웃 기능을 이용하면 멀리 있는 물체를 찍을 수도 있고 가까운 물체를 찍을 수도 있다. 이때 거리에 따라 카메라 렌즈가 앞뒤로 왔다갔다 움직이면서 초점을 맞춘다.

우리 눈 또한 먼 곳도 볼 수 있고, 가까운 곳도 볼 수 있도록 줌인, 줌아웃 기능이 있는데, 그 역할을 하는 곳이 바로 수정체다. 수정체는 딱딱하게 고정된 것이 아니라 탄력이 있어서 두꺼워질 수도 있고 얇아질 수도 있다. 이러한 수정체의 운동을 돕는 근육이 바로 모양체다.

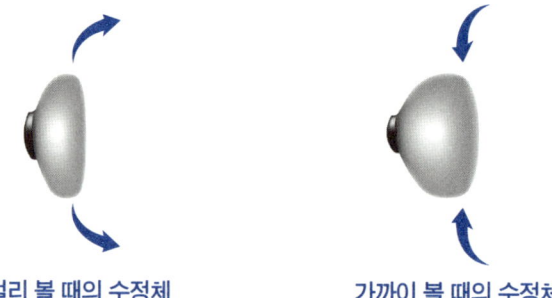

멀리 볼 때의 수정체   가까이 볼 때의 수정체

우리가 멀리 볼 때는 모양체에 힘을 빼서 수정체를 얇아지게 하고, 가까운 곳을 볼 때는 모양체에 힘을 줘서 수정체를 두껍게 해야 한다. 수정체를 두껍게 하기 위해서는 모양체가 힘을 줘야 하니 에너지 소비가 많은 반면, 얇아지게 하기 위해서는 모양체가 힘을 빼면 되기 때문에 에너지 소비가 적다. 따라서 우리 눈은 가까운 곳을 볼 때보다 먼 곳을 볼 때 에너지 소비가 훨씬 적다. 흔히 눈이 피곤할 때 먼 곳을 보라고 하는 이유가 이 때문이다. 여러분이 지금 가까운 거리에 있는 이 책을 볼 수 있는 것도 모양체가 엄청나게 많은 힘을 주고 있기 때문에 가능한 일이다.

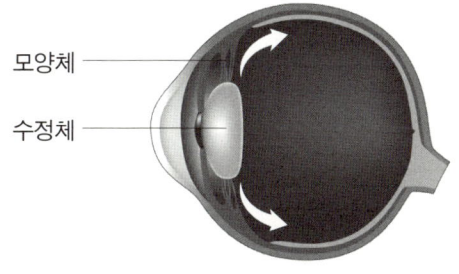

멀리 볼 때
(모양체에 힘이 들어가지 않는다)

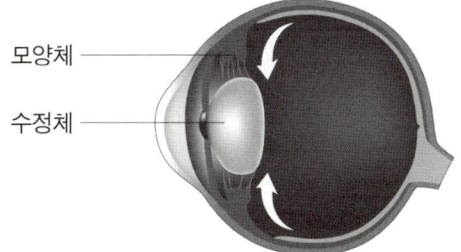

가까이 볼 때
(모양체에 힘이 들어간다)

시력이 1.0인 학생보다 0.6인 학생이 공부하기에 더 유리하다

"공부를 잘하는 학생은 안경을 낀다"는 말이 있다. 정말 그럴까? 사실 어렸을 때 공부 잘하는 학생들을 보면 일찍 안경을 착용하는 경향이 있다. 그렇다면 공부와 시력이 관계가 있는 것일까?

이 속설은 어느 정도는 맞는 말이다. 더 정확한 말은 "근시가 될수록 공부하기에 유리하다"이다. 뒤에서 설명하겠지만 공부를 많이 하면 근시가 될 확률이 높다.

시력이 1.0과 0.6인 학생의 안구 운동을 살펴보자. 시력이 1.0인 경우에는 당연히 0.6보다 더 먼 곳을 잘 볼 수 있다. 1.0인 경우 보통 5m 정도까지는 잘 보일 것이다. 하지만 시력 1.0인 학생이 5m보다 더 가까운 곳을 보기 위해서는 앞에서 설명했듯이 모양체에 힘을 줘서 수정체가 수축되어 줌인으로 당겨와야 한다. 4m를 보기 위해서는 5m를 볼 때보다 더 힘을 줘야 하고, 30cm 거리인 이 책을 보기 위해서는 훨씬 더 많은 힘을 줘야 할 것이다.

이제 시력이 0.6인 사람의 안구 움직임을 살펴보자. 0.6은 시력이 나쁘기 때문에 먼 곳이 잘 보이지 않아서 1m 정도까지밖에 잘 볼 수 없다.

그렇다면 0.6인 사람의 안구는 언제부터 모양체에 힘이 들어갈까? 정답은 1m 이하의 사물을 볼 때만 힘이 들어간다. 1m 이상의 먼 곳을 볼 때는 잘 보이지 않지만 모양체에 힘이 하나도 들어가지 않는다.

시력이 1.0인 학생과 0.6인 학생이 4m 앞에 있는 물체를 본다고 해보자. 1.0은 4m에서도 잘 보이지만 모양체에 힘을 줘야 하기 때문에 에너지 소비가 증가한다.

반면 0.6은 4m 앞의 물체가 잘 보이지는 않지만 모양체에 전혀 힘을 주지 않는다. 모양체에서 쓰는 에너지 소비가 거의 없다는 뜻이다.

그럼 1m 앞을 볼 때는 어떻게 될까? 1.0은 더 많은 힘을 줘야 하지만 0.6은 이때까지도 힘을 주지 않는다.

30cm 앞에 있는 사물을 본다면 1.0은 1m를 볼 때보다 더 많은 힘으로 수정체의 수축이 필요하지만 0.6은 조금만 힘을 주면 된다.

시력 1.0과 0.6의 거리별 수정체 수축 정도

시력 \ 거리	4m	3m	1m	30cm
1.0	⬬	⬬	⬬	⬭
0.6	⬭	⬭	⬭	⬬

다시 말해, 근시가 될수록 가까운 곳을 볼 때 눈에서 사용하는 에너지가 줄어든다. 반대로 시력이 좋을수록 멀리 있는 것이 잘 보이긴 하지만 눈에서 소비하는 에너지도 증가한다. 따라서 근시는 가까운 곳을 보기에 훨씬 더 적합한 안구 구조이다.

시력이 1.0인 학생과 0.6인 학생이 공부를 할 때는 주로 30cm 정도 앞의 아주 가까운 거리에 있는 책을 본다.

이때 1.0인 학생은 모양체에 많은 힘을 주고 공부를 하는 반면 0.6인 학생은 1.0보다 힘을 훨씬 적게 주고 공부한다. 1.0인 학생이 0.6인 학생보다 눈에서 소비하는 에너지가 훨씬 많은 것이다.

공부를 할 때 가장 많은 에너지를 소비하는 곳은 눈과 뇌이다. 눈으로 보고 뇌가 정보를 파악하여 공부를 하게 된다. 그리고 오장육부에서 생산되는 에너지는 눈과 뇌가 나누어 쓰도록 되어 있다.

따라서 눈으로 가는 에너지가 증가할수록 뇌로 가는 에너지는 감소할 수밖에 없고, 반대로 눈으로 가는 에너지가 감소할수록 뇌로 가는 에너지는 증가하게 된다.

예를 들어 시력이 1.0인 학생은 공부를 할 때 에너지가 눈으로 40%가 가고 뇌로 60%가 간다면, 상대적으로 0.6인 학생은 눈으로 가는 에너지가 20%면 충분하기 때문에 뇌로 80%가갈 수 있는 것이다.

이제 다시 생각해보자. 눈 근육에 힘을 주고 공부하는 학생과 힘을 빼고 공부하는 학생 중 누가 더 유리하겠는가?

시력 1.0과 0.6은 왜 에너지 소비에서 차이가 날까?

시력이 좋으면 먼 곳은 잘 볼 수 있지만 에너지 소비가 많다. 반면 근시가 될수록 먼 곳은 잘 보지 못하지만 눈에서 소비하는 에너지가 적다. 왜 이런 차이가 나는지 좀 더 자세히 알아보자.

우리가 흔히 말하는 시력은 안구의 기능에서 차이가 나기 때문이 아니라 단지 안구의 크기 때문에 벌어지는 현상이다. 시력이 높을수록 안구의 크기가 작으며, 시력이 낮을수록 안구의 크기가 크다. 즉 0.6은 1.0보다 안구가 클 뿐이다. 오장육부가 좋아진다고 해서 안구가 작아지거나 커지지는 않기 때문에 시력은 오장육부의 기능과 아무런 상관이 없다.

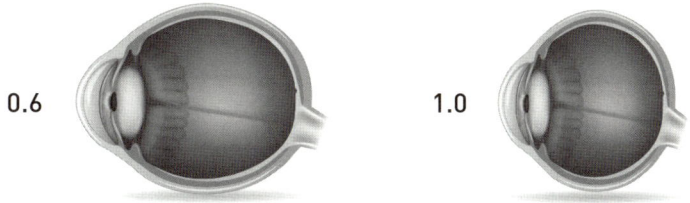

시력에 따른 안구의 크기

2.0 이상의 시력을 가진 몽골 사람들도 단지 우리보다 안구의 크기가 작아서 시력이 좋은 것이다.

근시는 사물의 상이 망막의 앞쪽에 맺히는 것인데, 이를 위해서는 망막이 뒤로 후퇴하면 된다. 즉 안구가 뒤쪽으로 길어질수록 눈으로 들어온 빛이 앞쪽에 맺히기 때문에 근시가 되는 것이다.

또한 가까운 곳을 볼 때는 수정체가 수축되어 상이 망막의 앞쪽에 맺히도록 해야 하는데, 근시는 안구가 커서 상이 이미 망막의 앞쪽에 맺히기 때문에 가까운 곳을 볼 때 굳이 수정체가 수축될 필요가 없어진다. 수정체를 수축하기 위해 모양체가 힘을 쓸 필요가 없으므로 자연히 에너지 소비도 줄어든다. 이를 정리해보면 다음과 같다.

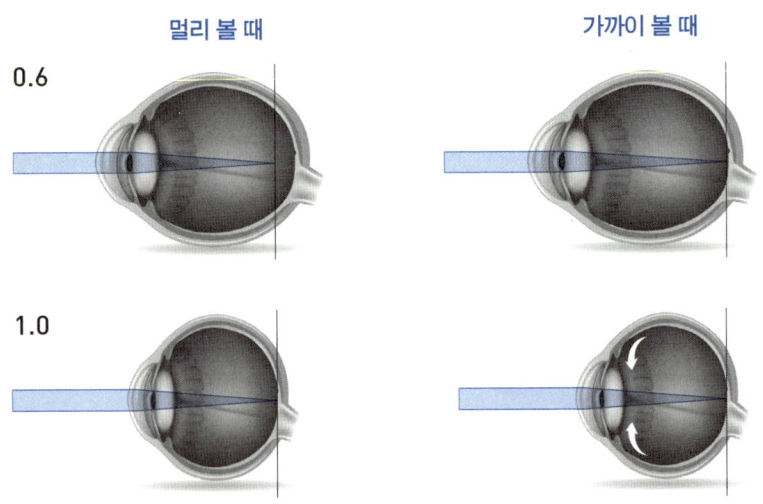

안구가 커질수록 : 상이 망막의 앞쪽에 맺혀 근시가 된다. ⇨ 먼 곳은 잘 보이지 않지만 가까운 곳을 볼 때 수정체가 수축할 필요가 없다. ⇨ 에너지 소비가 적어진다.

안구가 작을수록 : 상이 망막의 뒤쪽에 맺힌다. ⇨ 먼 곳은 잘 보이지만 가까운 곳을 보기 위해서는 수정체가 더 많이 수축되어야 한다. ⇨ 에너지 소비가 커진다.

근시와 노안은 반대이다

근시와 노안을 헷갈려하는 사람들이 많다. 모두 시력이 좋지 못한 것으로만 생각을 하는 것이다. 하지만 노안과 근시는 근본적으로 완전히 반대이다.

노안이라는 것은 나이가 들어서 생기며 가까운 곳을 잘 보지 못하는 것을 말한다. 반면 근시는 어린 나이에 생기며 먼 곳을 잘 보지 못하는 것을 말한다.

가까운 곳을 보기 위해서는 수정체를 두껍게 만들어야 하고, 이를 위해서는 모양체에 많은 힘이 필요하다고 했다.

젊었을 때는 근육의 힘이 좋지만 나이가 들수록 에너지의 생산이 줄어들기 때문에 근육의 힘도 떨어지게 된다. 모양체 역시 근육이기 때문에 노화와 더불어 힘이 떨어지고 동시에 수정체 자체도 노화된다. 수정체가 노화되면 탄력이 없어지고 딱딱해지기 때문에 수축하기가 더 힘들어진다. 바로 이런 이유로 노안이 생긴다.

가까운 곳을 보기 위해서는 모양체가 힘을 줘서 수정체를 두껍게 만들어야 하는데, 나이가 들어서 모양체와 수정체가 노화되어 수정체가 두꺼워지지 못하는 것이 노안이다.

뒤에서 자세히 설명하겠지만 노안은 근시와 달리 오장육부가 좋아지면 얼마든지 고칠 수 있다. 돋보기는 얼마든지 벗을 수 있다는 것이다.

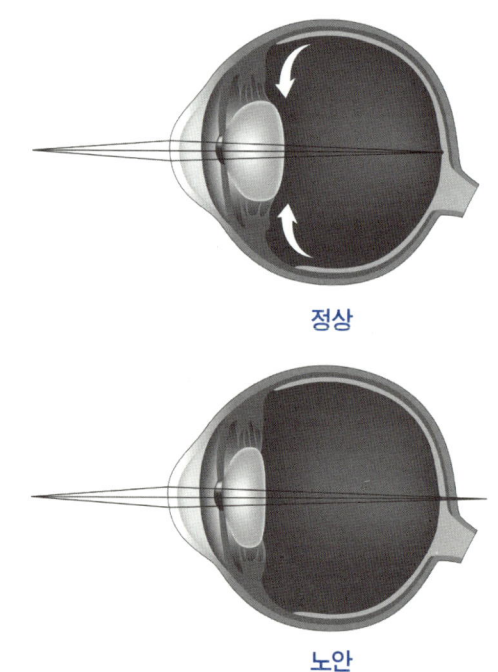

노안은 가까운 사물을 볼 때, 수정체의 수축이 일어나지 않아서 잘 보이지 않는다.

근시와 노안의 비교

	노안	근시
증상	가까운 곳이 잘 보이지 않는다.	가까운 곳은 잘 보이고 먼 곳이 잘 보이지 않는다.
시기	성장기 때나 젊었을 때는 거의 없으며 나이가 들면 생긴다.	성장기 때 진행이 되며 성장이 끝나면, 즉 나이가 들면 잘 진행되지 않는다.
원인	에너지의 생산 저하로 발생	에너지의 소비를 줄이기 위해 발생
한의학적으로 치료 가능 시기	언제든지 치료 가능하다.	성장기 때만 치료 가능하다.
안경	볼록렌즈(돋보기)	오목렌즈

근시일수록 노안은 늦게 온다

인체는 에너지의 효율적인 사용을 중요시한다. 왜냐하면 자연의 에너지는 한정되어 있고, 우리 인간이 생산해낼 수 있는 에너지도 한정되어 있기 때문이다. 그리고 나이가 들면 들수록 오장육부가 약해지기 때문에 에너지의 생산은 감소할 수밖에 없다.

따라서 에너지를 효율적으로 사용하는 동물이 자연에 더 오래 살아남을 수 있다. 이를 바꿔 생각하면 모든 동물은 더 오래 살아남기 위해 에너지를 효율적으로 사용하는 쪽으로 변화하는 것이다.

눈 또한 마찬가지다. 눈은 가까운 곳을 볼 때 에너지 소비가 더 커지는데, 현대인은 가까운 곳을 많이 보는 생활을 주로 하므로 선조들에 비해 눈에서 사용하는 에너지가 훨씬 많아졌다. 이렇게 과도해진 에너지 소비를 줄이기 위해서 눈은 스스로 변화하는데 그 결과가 바로 근시다. 가까운 곳을 많이 보게 되니, 그렇게 해도 피곤하지 않도록 눈을 변화시키는 것이다.

여기서 재미있는 것은 근시일수록 노안이 늦게 온다는 사실이다.

시력이 0.5인 경우가 1.0인 경우보다 눈에서 소비하는 에너지가 훨씬 적다는 것을 이해했을 것이다. 1.0이 30cm 앞에 있는 물체를 보기 위해서 100의 힘이 필요하다면 0.5는 그보다 훨씬 적은 에너지만 있으면 된다.

그렇다면 시력이 1.0과 0.5인 사람 중 누가 더 노안이 빨리 올까? 당연히 1.0인 사람이다.

나이가 들수록 오장육부에서 생산되는 에너지는 감소하고 당연히 눈으로 가는 영양분 또한 감소하게 된다. 시력이 좋을수록 가까운 사물을 보는데 쓰는 에너지가 많아지기 때문에 노안이 빨리 올 수밖에 없는 것이다. 시력이 2.0인 경우, 이르면 30대에도 노안이 올 수 있다.

같은 거리를 볼 때, 시력에 따른 수정체의 수축 정도

수정체의 수축 정도			
시력	0.5	1.0	2.0

반면 근시가 될수록 가까운 곳을 볼 때 눈에서 소비하는 에너지가 적기 때문에 노안이 잘 오지 않는다. 수정체가 적게 움직여도 되기 때문에 수정체의 노화도 늦게 온다. 고도근시인 사람은 아예 노안이 오지 않는 경우도 많다.

미처 모르고 있던 근시의 장점들

근시인 사람들이 근시의 장점을 몰라서 잘 활용하지 못하고 살아가는 것이 안타깝다. 이미 근시가 되었다면 그 장점을 최대한 활용하는 게 좋지 않을까? 이를 잘 활용한다면 시력이 좋은 사람들보다 효율적으로 일을 할 수도 있을 것이다. 앞에서 설명한 근시의 장점들을 정리해보자.

1) 가까운 곳을 볼 때 눈이 훨씬 덜 피곤하다.

우리 눈은 가까운 곳을 볼 때 수정체를 수축해야 하므로 멀리 볼 때보다 더 많은 에너지를 쓴다. 이때 수정체 주변 근육들이 일을 하면서 눈에 피로함을 느끼게 된다. 시력이 좋은 사람일수록 가까운 곳을 볼 때 수정체를 더 많이 수축해야 하며, 자연히 근육도 더 많은 힘을 써야 한다. 반면 근시인 사람은 가까운 곳을 볼 때 상대적으로 수정체를 조금만 수축하면 되므로 에너지를 아낄 수 있다.

2) 오장육부의 부담이 줄어든다.

장기가 튼튼해지면 눈으로 가는 영양의 질이 좋아져 눈이 건강해진다. 그리고 눈에서 사용하는 에너지를 줄이면 오장육부에서 할 일이 줄어들기 때문에 오장육부가 쉴 수가 있다. 그 결과 다른 곳으로 에너지를 더 보내줄 수 있다.

눈을 많이 쓰면 몸이 피곤해지는 것이 바로 이 때문이다. 눈에서 사용하는 에너지를 오장육부에서 만들어내는데, 눈을 많이 쓰면 오장육부가 할 일이 많아져 몸이 피곤해지는 것이다.

3) 공부나 근거리 작업을 할 때 능률이 상승한다.

시력이 좋은 경우 가까운 곳을 보기 위해서는 모양체에 계속 힘이 들어가게 된다. 공부나 일을 할 때 뇌로 혈액이 가야 하는데 뇌로 갈 혈액이 수정체 주위 근육(모양체)으로 가게 되어 뇌로 가는 에너지가 감소할 수 있다.

내 경우에 안경 도수를 낮추고 나서 침을 놓거나 진료를 할 때 체력이 훨씬 좋아졌다. 모양체로 가던 에너지가 뇌와 다른 근육으로 공급되기 때문이다.

4) 수정체의 탄력 저하와 변성을 예방할 수 있다.

시력이 좋을수록 가까운 곳을 보기 위해서는 수정체가 더 많이 수축되어야 한다. 시력이 좋은 경우 수정체가 과도하게 늘어났다 줄었다 해야 하는데, 이 과정이 반복되면 수정체의 수명이 짧아질 수밖에 없고 그 결과 수정체의 탄력 저하와 변성이 빨리 일어나게 된다. 스프링을 계속 늘였다 줄였다 하면 스프링의 수명이 줄어드는 것과 같다. 수정체의 탄력 저하로 인해 생기는 것이 노안이고, 변성으로 인해 생기는 것이 백내장이다.

5) 노안이 늦게 온다.

가까운 곳을 볼 때 유리한 안구 구조가 바로 근시이다. 가까운 곳을 볼 때, 수정체가 많이 수축할 필요가 없으므로 수정체 주위 근육을 쉽게 할 수 있다. 나이가 들어도 가까운 곳을 보기가 편해서 시력이 좋은 사람보다 노안이 상대적으로 늦게 온다.(근시는 노안이 늦게 오지만 도수가 높은 안경을 계속 사용하면 시력이 좋은 사람과 비슷하게 온다.)

성인을 위한 근시 활용법, 근시를 이용하자!

　근시의 좋은 점을 알았으니 이제 근시를 이용해서 삶의 질을 높여보자.

　나는 고도근시라서 안경을 벗으면 책을 보기도 힘들 정도다. 하지만 근시를 이용하여 눈에서 사용하는 에너지를 아끼고 있어서 당연히 일의 능률 또한 많이 좋아졌다.

　나는 안경을 네 개나 가지고 있다. 외모에 관심이 많아서 다양한 디자인의 안경을 가지고 있는 것이 아니라 각기 다른 도수의 안경들이다.

도수가 0.6인 안경도 있고 1.0인 안경도 있다. 이 중에서 내가 가장 많이 사용하는 안경은 0.6인 안경이다. 사실 거의 대부분 0.6인 안경을 착용하고 생활한다. 도수가 1.0인 안경은 야간에 운전을 하거나 야외로 놀러갔을 때 말고는 거의 착용하지 않는다.

나는 오전 9시 30분부터 오후 7시까지, 하루의 대부분을 한의원에서 근무하는데, 이때는 반드시 도수가 0.6인 안경을 착용하고 진료를 본다.

한의원에서 일을 할 때는 1m 이상을 볼 일이 거의 없다. 컴퓨터를 보고 상담을 하거나 침을 놓을 때 대부분 1m 이내의 거리를 본다. 또한 원장실은 사방이 막힌 공간이므로 3m 이상을 볼 수가 없다.

만약 내가 1.0인 안경을 착용하고 근무를 한다면 내 눈은 항상 긴장 상태여서 모양체가 1분 1초도 쉴 수 없을 것이다. 모양체가 쉬기 위해서는 5m 이상을 보아야 하는데 원장실이나 한의원에서는 불가능하기 때문이다.

하지만 0.6이 나오는 안경을 착용하면 눈에서 사용하는 에너지를 획기적으로 아낄 수 있다. 1m 이상을 보는 순간 눈의 긴장은 사라지게 되며, 컴퓨터나 책을 읽더라도 보이는 것은 똑같은데 에너지가 훨씬 적게 든다. 실제로 안경 도수를 1.0에서 0.6으로 교체하고 진료를 했을 때 피로가 훨씬 덜하고 체력이 좋아진 것을 느낄 수가 있었다. 모양체에서 사용하는 쓸데없는 에너지를 아껴 더 많은 일을 할 수 있는 것이다.

무엇보다 중요한 것은 생활하는 데 전혀 불편함이 없다는 것이다. 시력이 0.6만 되더라도 진료를 하고 컴퓨터를 보는 데 전혀 문제가 없다. 다시 말해, 0.6은 진료를 하는 데 전혀 지장이 없으면서도 가장 적은 에너지를 사용하는 도수다.

외근직이 아닌 사무직의 경우 대부분의 작업은 자기 주변의 1m 이내에서 일어난다. 하루 종일 컴퓨터를 보고 책상에서 일을 하므로 5m 이상을 보는 경우가 거의 없을 것이다. 도수가 1.0인 안경을 끼고 생활하는 것은 에너지 낭비이고 비효율적인 일이다. 하지만 대부분이 이렇게 생활을 한다. 나 역시 이 사실을 알기까지 수십 년 동안 1.0이 나오는 안경을 끼고 공부를 하거나 한의원에서 진료를 했었다.

그럼 이제부터 근시를 어떻게 이용하면 되는지 알아보자.

만약 야외에서 멀리 보는 일을 하는 사람이라면 반드시 도수가 1.0이 나오는 안경을 쓰도록 하자. 0.6인 안경을 사용하면 오히려 먼 거리가 잘 안 보이기 때문에 눈이 더 피곤해진다.

내가 0.6을 강조하는 이유는 여러 도수의 안경을 끼고 생활해보니 0.6이 가장 좋았기 때문이다. 하지만 이는 사람마다 생활환경이 다르기 때문에 모든 사람이 다 같지는 않을 것이다.

사무실이나 막힌 공간에서 컴퓨터로 일을 하거나 문서를 많이 보는 직업이라면 낮은 도수의 안경을 착용하자.

가장 중요한 핵심은 생활하는 데 지장이 없는 정도에서 가장 낮은 도수의 안경을 착용하는 것이다.

내가 안경을 네 개나 산 이유가 바로 이것이다. 일을 하는데 전혀 불편함은 없지만 가장 낮은 도수의 안경을 찾기 위해서였다. 하지만 여러분은 굳이 나처럼 안경을 네 개나 사서 맞는 도수를 찾을 필요는 없다.

먼저 일을 할 때 반드시 보아야 하는 거리를 측정해보자. 사람에 따라 1m일 수도 있고 60cm일 수도 있다. 만약 1m까지 봐야 하는 사람이라면 안경점에 가서 안경을 써보고 1m 정도의 거리를 보면 된다. 1m 거리까지 선명하게 보이면서 불편함이 없고 가장 낮은 도수의 안경을 맞추면 되는 것이다. 자신의 근무환경과 생활환경에 맞는 도수를 찾아내면 된다. 안경을 쓰는 직장인이라면 이 방법을 이용하기를 강력하게 추천한다.

그렇다고 안경을 1시간마다 수시로 바꿔 끼자는 것은 아니다. 하루에 한 번이면 충분하다. 나의 경우 출근하면 0.6이 나오는 안경을 끼고 하루 종일 한의원에서 생활하며, 퇴근 후에는 1.0이 나오는 안경을 끼고 생활한다.

근시의 장점이 바로 이것이다. 요즘에는 안경이 잘 나오기 때문에 상황에 따라 에너지 소비에 가장 효율적인 시력을 선택할 수 있다. 하지만 이것은 시력이 1.0인 사람은 불가능한 일이다.

사실 이 방법이 가장 필요하고 효과적인 사람은 바로 공부하는 학생들이다. 학생들이 책상에 앉아 공부할 때는 60cm 이하의 거리를 보게 된다. 이때 근시인 학생이 1.0이 나오는 안경을 끼고 공부하는 것은 좋지 않다. 도수가 낮은 안경을 착용하거나 안경을 벗고 공부를 하면 뇌로 더 많은 에너지가 가기 때문에 훨씬 효율적이다.

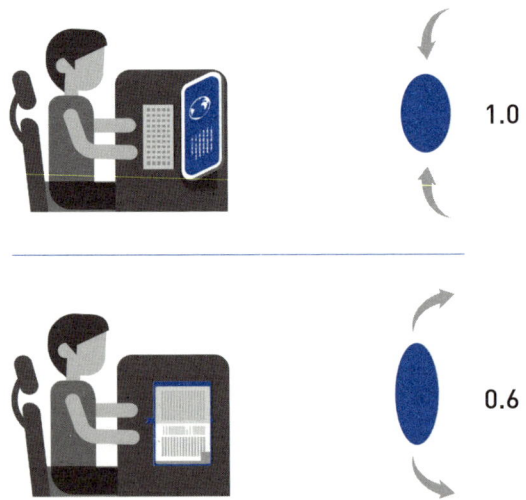

근거리 작업을 하거나 공부할 때는 시력 1.0보다 0.6 정도로 맞추는 것이 눈 건강과 에너지 효율 면에서 좋다.

COLUMN

모양체에 힘이 들어가게 되는 거리는?

시력에 따라 모양체에 힘이 들어가는 거리가 다르다고 했다. 내 눈은 언제부터 모양체에 힘이 들어가는지를 알면 상당히 도움이 될 것이다.
모양체에 힘이 들어가는 것을 우리는 느낄 수 없지만 아주 간단한 방법으로 알 수 있다.

1. 일단 막힌 곳이 아닌 넓고 먼 곳을 볼 수 있는 야외로 간다.
2. 너무 멀어 잘 보이지 않는 곳을 쳐다본다.
3. 잘 보이지 않는 거리에서 점점 가까운 곳으로 시선을 옮긴다.

점점 가까운 곳으로 시선을 옮길 때 어느 순간 잘 보이는 거리가 있을 것이다. 잘 보이는 기준은 글씨와 사물이 선명하게 보이는 것으로 한다.
시력이 좋으면 좋을수록 먼 거리가 될 것이고 근시가 심하면

심할수록 가까운 거리가 될 것이다. 고도근시의 경우에는 멀리 나갈 필요도 없다. 나 같은 경우 15cm 정도로 가까워야 선명하게 보이기 시작한다.

잘 보이기 시작한다는 것은 망막에 초점이 맺혔다는 뜻이다. 이때부터 모양체가 수축을 시작한다고 보면 된다. 만약 10m 정도까지 잘 보이고 11m부터 흐릿하게 보인다면 10m 이하를 볼 때만 모양체가 수축을 시작한다. 10m가 잘 보이는 시력이라면 30cm를 보기 위해서는 10m부터 30cm까지 수정체가 수축되어 '줌인'해야 하기 때문에 모양체에 많은 힘이 필요할 것이다.

만약 고도근시라서 선명하게 보이는 거리가 20cm라면 20cm 이하를 볼 때만 모양체에 힘이 들어간다.

눈이 피곤하면 먼 곳을 보라는 말을 많이 들어봤을 것이다. 먼 곳을 보면 모양체가 쉴 수 있기 때문이다. 그런데 '먼 곳'이라는 말은 그 사람의 시력에 따라 달라질 수밖에 없다. 만약 1.0이라서 5m까지 잘 보인다면 5m 이상이 먼 거리가 될 것이다. 반대로 고도근시라서 20cm 정도부터 선명하게 보인다면 20cm 이상이 모두 먼 거리가 되는 것이다. 그래서 고도근시인 사람은 먼 곳을 보러 밖으로 나갈 필요가 없다. 안경만 벗으면 모두 먼 거리가 되기 때문이다.

다시말해, 자신의 눈에 잘 보이지 않는 곳을 바라보면 먼 곳이 된다. 시력이 나쁜 사람일수록 먼 곳을 보기가 편할지도 모르겠다.

시력과 관계없이 눈을 쉬게 하기 위한 가장 좋은 방법은 하늘이나 멀리 있는 산을 바라보는 것이다. 시력이 아무리 좋아도 이런 곳들은 먼 곳이 되기 때문이다. 더불어 자연을 보며 마음의 휴식도 취할 수 있으니 금상첨화 아니겠는가.

2 성장기에는 시력을 조절할 수 있다

자신이 원하는 시력으로 조정할 수 있는 시기

근시란 안구가 커져서 생기는 현상이다. 물론 각막, 수정체 등 굴절률에 영향을 끼쳐서 근시를 만드는 요소는 무수히 많지만 가장 큰 영향을 끼치는 요인은 안구의 모양이라는 것이 정설이다. 그렇다면 근시가 좋아지기 위해서는 안구가 작아져야 한다는 말이다.

앞서 성인의 안구는 이미 성장이 끝나버렸기 때문에 오장육부가 좋아져도 안구는 작아질 수 없다고 설명하였다.

근시를 교정할 수 있는 유일한 시기는 바로 성장기다. 성장기 때 몸이 자라면 안구의 모양과 크기도 그에 맞게 성장하기 때문이다. 이때 얼굴이 커지면서 그에 따라 안구가 가로로 조금만 자라도 근시는 좋아질 수 있는 것이다.

따라서 성장기는 원하는 시력으로 조절할 수 있는 유일한 시기이다. 근시가 싫다면 시력을 좋게 할 수 있고, 반대로 근시를 만들 수도 있다.

여기서 핵심은 시력 변화는 얼굴과 키가 자라는 시기에만 가능하다는 것이다. 시력을 조절하는 데는 오장육부도 중요하지만 성장판이 열려 있는 것이 가장 중요하다. 그럼 성장기에는 눈을 어떻게 관리해야 할까? 이제부터 그 방법을 알아보자.

과도한 도수의 안경이 고도근시를 만든다

고도근시는 안경이 없으면 일상생활이 거의 불가능할 정도로 시력이 나빠져서 무척 불편하다. 나도 고도근시라서 안경을 벗으면 책이나 컴퓨터를 보기도 힘들다.

근시가 현대인들의 생활에 맞게끔 적응하고 진화한 것이라고 했는데, 그럼 생활하기에 편할 정도로만 근시가 진행되어야 하지 않을까?

예를 들면 0.6 정도로 말이다. 하지만 나는 0.1도 되지 않아서 안경 없이는 책도 읽기 힘들다.

그렇다면 근시가 환경에 적응한 결과라는 내 논리는 틀린 것일까? 안경 없이는 책을 볼 수 없을 정도로 눈이 나빠지는 것이 환경에 대한 적응일까?

그렇지 않다. 책도 잘 읽지 못할 정도의 고도근시가 되는 데는 이유가 있다.

내가 생활하기 불편할 정도로 고도근시가 된 것은 내가 지금 알고 있는 사실을 어릴 때 몰랐기 때문이다. 그리고 지금 이 책을 읽는 독자분들도 대부분 모르고 있을 것이다.

나는 이 사실을 눈에 대해 공부하면서 나중에 알게 되었지만 이미 늦은 뒤였다. 성인이 된 후로는 안구의 성장이 끝나버려 더 이상 안구의 모양이 바뀔 수 없기 때문이다. 하지만 여러분은 나와 같은 후회를 하지 않기를 바란다.

만약 지금부터 설명할 내용을 성장기의 학생이나 학부모가 알게 된다면 자녀가 고도근시가 되는 것을 막을 수 있고, 공부하고 생활하기에 딱 편한 정도의 시력으로 조절할 수 있을 것이다.

시력이 1.0인 초등학생이 있다고 해보자. 이 학생이 공부를 많이 하거나 스마트폰 또는 컴퓨터를 많이 사용하는 등 근거리를 많이 보면 눈에서 소비하는 에너지가 너무 많아지게 된다. 당연히 모양체로 가는 에너지가 증가하기 때문에 뇌로 가는 에너지는 줄어들게 된다.

이때 우리의 눈은 놀랍게도 에너지 효율을 위해서 스스로 가까운 곳을 봐도 피곤하지 않은 근시로 만든다.

이는 성장기이기 때문에 가능하다. 성장기에는 안구가 계속 자라기 때문에 환경에 따라 더 크게 만들어질 수 있기 때문이다.

그렇다면 안구는 왜 커지는 것일까? 안구 주위에는 안구를 움직이는 여섯 개의 근육이 있는데, 네 개의 직근과 두 개의 사근으로 되어 있다. 이 근육들이 움직이면서 안구의 움직임을 만들어낸다. 안구가 오른쪽, 왼쪽, 위아래로 움직일 수 있는 것은 바로 이 근육들 덕분이다.

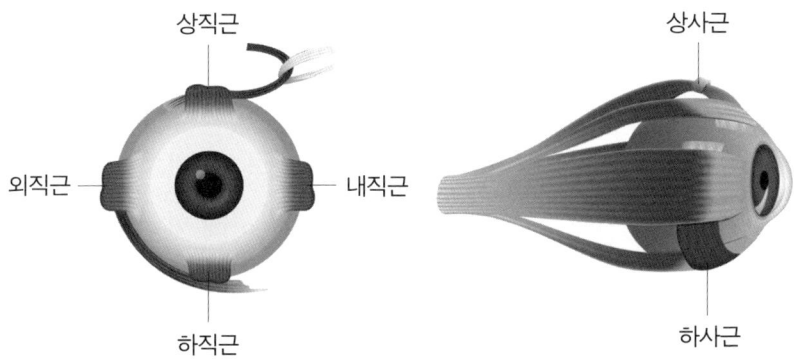

이 근육들은 안구를 움직이는 일만 하는 것이 아니다. 먼 곳과 가까운 곳을 볼 때 가장 많은 일을 하는 모양체를 이 여섯 개의 근육들도 함께 움직이며 도와준다.

먼 곳을 볼 때는 네 개의 직근이 잡아당기는 힘이 커지면서 안구가 가로로 길어지고, 반대로 근거리를 볼 때는 사근의 활약으로 안구가 전후로 길어진다. 미세하기는 하지만 이 안구를 둘러싸고 있는 여섯 개의 근육이 안구의 크기를 조절해서 근거리와 원거리의 초점을 맞추는 데 도움을 주는 것이다.

그런데 가까운 곳의 물체를 계속 보면 안구를 전후로 길게 하는 사근이 계속 작용하여 발달하게 된다. 이 힘이 작용하는 시간이 길어질수록 안구의 모양은 점점 전후로 길어지게 된다. 시력이 좋을수록 가까운 곳을 볼 때 이러한 힘은 더 강해져서 자연히 근시로 발전하게 되는 것이다.

안구가 커지게 되면 이 학생은 점차 근시가 된다. 시력이 1.0에서 0.6정도로 떨어지면 그만큼 눈에서 소비하는 에너지가 적고 피로감도 줄어들 것이다. 하지만 이때 자연에서는 생각지도 못한 일이 우리 몸에 생기게 되는데, 바로 인간이 만든 안경을 쓰게 되는 것이다.

시력 0.6인 학생이 안경을 쓰게 되는 순간 우리 눈의 모든 노력이 수포로 돌아간다.

시력이 1.0인 사람이 가까운 곳을 계속 보면 눈은 에너지 소비를 아끼기 위해서 안구를 크게 만들어 점점 근시를 만든다고 했다. 그래서 시력이 0.6까지 떨어졌다고 생각해보자.

이때 도수를 1.0에 맞춰 안경을 쓰게 되면 시력은 다시 1.0이 되어버리고 눈에서 소비하는 에너지가 많아지게 된다. 일부러 안구를 크게 해서 0.6을 만들었는데 안경이라는 인위적인 물질로 다시 1.0으로 만들어버리는 것이다.

시력 1.0을 만드는 안경을 쓰는 순간, 우리 눈은 안경을 인식하지 못하므로 가까운 곳을 볼 때와 같이 에너지 소비가 증가하게 된다.

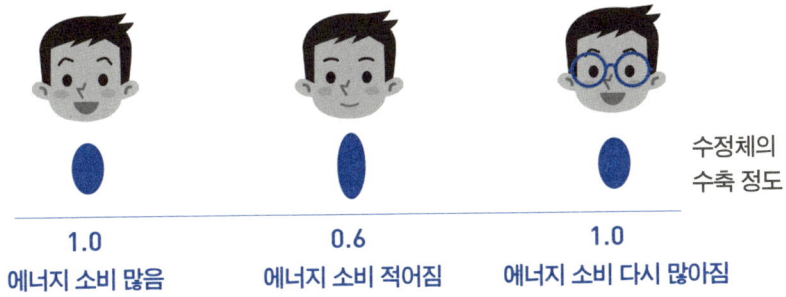

이렇게 되면 눈은 또다시 피곤해지기 때문에 안경을 쓴 상태(1.0)에서 0.6을 만들기 위해 노력한다. 안구를 더 크게 만들어버리는 것이다.

안경을 쓴 상태에서 시력 0.6이 되면 안경을 벗은 상태에서는 당연히 0.6도 나오지 않는다. 0.2나 0.3으로 시력은 더 떨어져 있다. 그러면 우리는 눈이 나빠졌다며 안경 도수를 더 높여서 1.0이 나오는 안경을 다시 맞춘다. 성장기에 이러한 악순환을 반복하면서 안구를 점점 더 심한 근시로 만들어버리는 것이다.

근시인 사람이라면 성장기에 안경 도수를 점차적으로 높인 기억이 있을 것이다. 그러나 성장기에 안경 도수를 높여서 1.0의 안경을 계속 끼는 것이 바로 고도근시의 주범이다. 에너지 사용을 줄이기 위해 근시가 되는데, 안경이 이러한 노력을 물거품으로 만들어버리기 때문에 점점 근시가 심해지는 것이다.

'자연'이란 스스로 자(自)에 당연한 연(然)자로 이루어져 있다. '스스로 당연한 것'이 바로 자연이다. 안경이 이렇게 많이 보급된 것은 불과 100년 남짓이다. 그 전까지 인류는 안경 없이 생활했다.

만약 안경이라는 인위적인 물체를 씌우지 않고 자연스럽게 환경에 맞는 생활을 한다면 우리 눈은 환경에 가장 적합한 시력을 스스로 찾아갈 것이다. 인체는 자연에 적응하도록 잘 만들어져 있기 때문이다.

성장기에 원하는 시력을 만드는 방법

시력(원거리 시력)은 성장기 때 결정되고 평생 그 안구 모양으로 살아가야 한다. 따라서 성장기의 생활습관이 평생 시력을 좌우하는 것이다.

대부분의 성장기에 학생들은 공부를 주로하기 때문에 지나치게 좋은 시력보다 근시가 더 유리할 것이다. 근시가 공부를 할 때는 더 효율적이고 능률도 오르기 때문이다.

반면 운동선수를 꿈꾸거나 주로 야외에서 활동하는 학생들은 좋은 시력을 계속 유지하는 것이 더 나을 것이다.

이처럼 성장기 학생들도 각자 생활방식이나 진로에 따라 다른 시력을 원할 수 있다. 이때 원하는 시력을 갖기 위해서는 어떻게 하면 될까? 방법은 아주 간단하다. 특별한 노력이나 훈련도 필요 없다.

적당한 근시가 되고 싶다면 가까운 곳을 자주 보면 된다. 너무나 당연한 얘기지만 공부를 잘하고 싶다면 공부를 열심히 하면 된다. 밖에 나가서 놀기보다는 책상에 앉아 근거리에서 책을 보면 안구를 전후로 길게 하는 근육이 계속 작용하여 안구가 전후로 발달하게 된다. 성장하면서 저절로 공부하기에 유리한 근시가 되는 것이다.

만약 좋은 시력을 유지하고 싶다면 자주 바깥에 나가서 먼 곳을 바라보면 된다. 운동선수가 되고 싶다면 운동을 계속 열심히 하면 되는 것이다. 운동을 할 때는 원거리를 주로 보기 때문에 안구의 전후를 짧게 하는 근육의 힘이 커지면서 저절로 운동에 유리한 안구와 시력을 갖게 되는 것이다.

여기서 중요한 점은 어떤 시력을 가지더라도 최대한 안경을 끼지 않고 눈을 자연스러운 상태로 두는 것이다. 만약 안경을 벗어도 공부나 학교생활에 지장이 없다면 안경을 벗은 채로 생활하는 것이 좋다. 안경을 벗으면 점차 시력이 회복되고 더 이상 근시가 되는 것을 막을 수 있다.

안경이 없으면 공부하는 데 지장이 있을 정도로 근시가 진행되었다면 바로 안경을 벗고 생활하는 데는 분명 어려움이 따른다. 그러나 좋은 시력이 간절한 학생이라면 좀 불편하더라도 되도록 안경을 벗고 생활하자.

근시인 사람이 안경을 벗는 순간, 모든 사물은 상대적으로 먼 곳에 있는 사물이 된다. 애써 멀리 보려 하지 않아도 안경만 벗으면 멀리 보는 효과를 볼 수 있는 것이다. 따라서 성장기에 안경을 벗고 생활을 하면 멀리 보는 환경에 적응해서 시력이 점차 좋아질 것이다.

만약 더 이상 근시가 진행되는 것을 막고 싶다면 안경을 다시 맞추면 된다. 공부를 하거나 칠판을 보는 데 지장이 없을 정도로만 최대한 낮은 도수로 맞추는 것이다. 그렇게 하면 공부하는 데 가장 효율적인 눈이 된다. 책은 잘 보이지만 눈에서 사용하는 에너지가 최소화되기 때문에 뇌로 가는 혈액이 증가하여 집중력과 기억력이 더 좋아진다.

근시인 학생이 책상에 앉아서 공부를 하는데 도수가 1.0인 안경을 낄 필요는 없다. 공부를 할 때는 먼 곳을 볼 이유가 없기 때문이다. 0.6 정도의 안경을 쓰고 공부를 하면 그것만으로도 효율이 높아질 것이다.

다만 요즘 아이들은 텔레비전이나 스마트폰 등을 많이 볼 수밖에 없는 생활환경 때문에 불편할 정도로 심한 근시가 될 가능성이 높아졌다. 어떻게 생활하느냐에 따라 안구 모양과 시력이 변하는 시기인 만큼 생활습관이 중요하다. 기본적으로 건강한 시력을 유지하기 위해 다음 생활습관을 지키도록 하자.

1) 책을 읽을 때 30~50cm의 거리를 유지한다.

책을 읽을 때에는 눈과 책 사이의 거리를 최소 30cm 이상으로 유지하자. 또 엎드리거나 어두운 곳에서 책을 보지 않도록 한다. 이런 경우 책이 잘 보이지 않으므로 눈이 더욱 피로해지기 때문이다.

2) 스마트폰, 텔레비전, 컴퓨터를 보는 시간을 제한한다.

한 번 볼 때마다 30~40분으로 시간을 제한하는 것이 좋다. 이 시간 동안에도 10분에 한 번씩 눈을 감거나 시선을 먼 곳에 두어서 눈의 피로를 덜어주자.

3) 영양과 수면, 운동을 통해 건강한 몸을 만든다.

올바른 영양과 수면, 운동을 통해 오장육부를 건강하게 만들어야 눈도 건강해진다. 편식하지 않고 풍부한 영양을 섭취하고 이 책에서 소개된 눈 건강에 도움이 되는 식품을 챙겨 먹자. 더불어 하루 8시간 이상의 충분한 수면을 취하고 하루에 1시간은 운동을 해서 체력을 기르는 것도 눈에 도움이 된다.

실내에서 1.0은 과도하게 좋은 시력이다

내가 안경 도수를 낮추거나 가급적 안경을 쓰지 말라고 하면 이렇게 되묻는 사람이 있다.

"그러면 망막에 빛이 들어가는 시간이 줄어들 텐데요?"

우리 눈은 시력이 좋을수록 망막에 빛이 들어가는 시간이 길어진다.

눈은 망막에 빛이 맺히면 망막이 이를 해석해서 뇌가 사물을 본다고 인식을 한다. 즉 망막이 일을 하기 위해서는 일단 망막에 빛이 들어와야 하는 것이다. 빛이 들어오지 않으면 망막이 할 일이 없다.

고도근시이거나 난시가 심하면 망막에 빛이 들어오는 시간이 줄어들게 된다. 그렇게 되면 망막이 하는 일이 줄어들기 때문에 망막의 기능이 퇴화할 수 있다. 많이 사용할수록 강해지고 적게 사용할수록 약해지는 것이다. 그래서 성장기에 망막에 빛이 충분히 들어가지 않으면 약시가 될 위험이 있다.

바로 이런 원리 때문에 안과나 안경점에서는 망막에 충분히 빛이 들어가게 하기 위하여 1.0이나 그 이상으로 눈을 교정한다.

그렇다면 실내에서도 반드시 시력 1.0이 되는 안경을 써야 할까? 1.0 이하의 도수라면 망막에 빛이 잘 들어오지 않을까? 망막에 빛이 들어오는지, 들어오지 않는지 어떻게 알 수 있을까? 이를 확인할 수 있는 아주 간단한 방법이 있다.

우리가 사물을 보았을 때 선명하게 보인다면 이는 망막에 빛이 들어오고 있는 것이다. 반면 사물이 흐릿하게 보이거나 초점이 맞지 않다면 망막에 빛이 들어오지 않는 것이다.

따라서 시력이 나쁘거나 안경 도수가 낮더라도 사물이 잘 보이면 망막에 빛이 들어오는 것이다. 때문에 지나치게 높은 도수로 교정할 필요가 없다.

현대인들의 환경을 살펴보면 시력이 0.6만 되어도 생활하는데 전혀 지장이 없고 대부분의 물체가 선명하게 보인다. 망막에 남아돌 정도로 빛이 들어온다는 말이다.

시력이 0.1인데도 안경을 쓰지 말자는 것이 아니다. 0.1이 되면 생활하는데 많은 불편이 있고 망막에 빛이 들어오는 시간이 짧기 때문에 이때는 안경을 착용해야 된다. 그러나 실내에서 시력 1.0을 만드는 안경을 쓴다면 얘기가 달라진다. 1.0 정도면 현대인들에게는 과도하게 좋은 편이며 에너지 소비가 너무 많은 시력이다.

내가 주장하는 바는 사물이 잘 보이지 않는데도 안경을 쓰지 말자는 것이 아니고 사물이 잘 보이지 않을 정도로 낮은 도수의 안경을 쓰자는 말도 아니다.

사물이 잘 보이면서 가장 낮은 도수의 안경을 쓰자는 것이다.

사물이 잘 보인다면 가급적 성장기 때만이라도 안경을 쓰지 말자는 것이다.

성장기에 원시가 있다면 돋보기를 끼지 마라

원시는 근시의 반대다. 근시는 안구가 뒤쪽으로 커져서 생기는 현상이라고 앞서 설명을 했다. 그렇다면 원시는 안구 모양이 어떻게 되어 있을까?

원시는 안구 모양도 근시의 반대다. 안구의 뒤쪽이 작아서 생기는 현상이 원시인 것이다.

안구가 작으면 작을수록 시력은 좋아지고 먼 거리가 잘 보이지만 가까운 거리는 보기 힘들다.

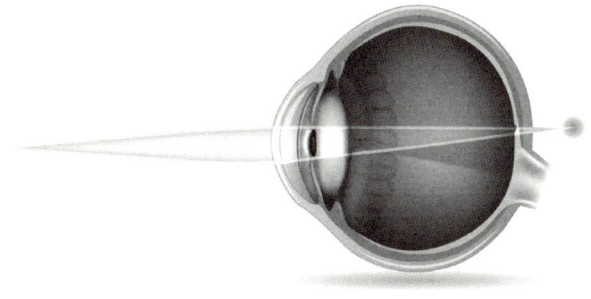

원시

따라서 시력이 너무 좋은 안구의 모양이 바로 원시라고 생각하면 된다. 원거리를 너무 잘 보다 보니 가까운 거리를 보지 못하는 것이다.

그런데 주위에서 원시를 가진 사람을 본 적이 있는가? 거의 없을 것이다. 앞에서 설명했지만 현대인은 주로 근거리 작업을 많이 하는 환경, 즉 근시가 유리하고 원시가 불리한 환경에서 생활하기 때문에 원시보다는 근시가 훨씬 많은 것이다.

하지만 원시로 고민하는 사람이 전혀 없는 것은 아니다. 만약 성장기에 원시를 가지고 있다면 절대적으로 주의해야 할 사항이 있다. 실제 사례를 들어보겠다.

얼마 전 고등학교 1학년인 여학생이 어머니와 함께 본원에 내원했다. 오랫동안 가지고 살던 원시를 고치고 싶다는 것이었다. 여학생은 유치원 때부터 원시 증상이 생겨 지금까지 돋보기를 썼다고 했다.

그런데 나는 안타까운 답을 들려줄 수밖에 없었다. 이 학생은 이미 성장이 끝나버린 상태였다.(성장판이 닫히는 시기는 개인마다 차이가 있지만 보통 10대 후반이다.) 성장이 끝나기 전이라면 돋보기를 벗고 안구 운동을 해서 좋아질 수 있지만 안구의 성장이 끝난 상황에서는 힘들다. 결국 치료하는 건 불가능하고 안경이나 렌즈를 껴서 관리를 잘해야 한다고 말해줄 수밖에 없었다.

이 학생이 원시로 고정되어버린 것은 어려서부터 돋보기를 착용했기 때문이다. 원시는 근시와는 반대로 안구의 크기가 작아서 생기는 문제다. 그러므로 원시를 교정하려면 성장기에 가까운 거리의 사물을 자주 봐서 안구가 커져야 한다. 다시 말해, 눈을 근시로 만들면 저절로 없어지는 것이 바로 원시다.

하지만 돋보기는 가까이 있는 사물을 더 멀리 줌아웃 시켜버린다. 즉 가까운 곳을 보더라도 멀리 보는 효과를 주는 것이다. 그래서 돋보기를 쓰고 사물을 보면 모두 원거리에 있는 물체로 인식하게 된다. 가까운 곳을 많이 봐서 안구가 커져야 원시를 고칠 수 있는데 돋보기는 오히려 안구의 성장을 막아버리는 것이다.

따라서 성장기에는 원시가 되더라도 돋보기를 쓰지 않고 생활하는 것이 좋다. 돋보기를 쓰지 않고 독서를 하거나 공부를 하는 것도 좋은 방법이다. 그 자체가 가까이 보는 연습이 되기 때문이다. 처음에는 글자가 보일 정도로만 먼 거리에서 책을 보다가 점점 앞으로 당겨서 글자를 읽으려고 노력해보자. 잘 보이게 되면 최대한 가까이 보도록 하자.

우리 인간은 원래 태어날 때 원시 상태로 태어나게 된다. 원시란 안구의 크기가 작은 것인데 갓난아기일 때는 안구 또한 작기 때문에 원시 상태인 것이다. 이러한 원시는 안구가 자라면서 대부분 없어지게 된다.

성장기의 원시도 마찬가지다. 책을 많이 보거나 스마트폰을 보거나 근거리 작업을 많이 하게 되면 성장기에는 얼마든지 안구가 커질 수 있어서 원시가 좋아질 수 있다.

따라서 근거리를 보기 쉬운 환경을 가진 현대에는 원시가 저절로 좋아질 수 있다. 여기에 인위적인 돋보기가 끼어들어서 자연의 조절능력을 없애버리는 것이다.

성장기에는 인위적으로 손을 대지 않으면 눈은 자연적으로 환경에 맞게 변화할 것이라는 점을 항상 명심하자.

성장기 시력, 자연이 치유한다

우리의 눈은 너무나 잘 만들어져 있어서 환경에 가장 적합한 시력을 스스로 찾아갈 수 있다고 했다. 그 과정을 다시 정리해보자.

근시

1) 시력이 좋은 상태에서 가까운 곳을 많이 보면 에너지를 아끼기 위해 안구를 크게 만들어서 근시가 된다.
2) 근시가 될수록 가까운 곳을 볼 때 모양체의 긴장이 줄어들어 눈에서 소비하는 에너지도 줄어들게 된다.
3) 똑같은 사물을 보더라도 시력이 좋을 때에 비해 근시가 될수록 사물이 먼 거리에 있는 것으로 인식하게 된다.
4) 근시가 시력이 좋아지려면 먼 곳을 봐야 하는데, 근시가 될수록 안경을 벗고 사물을 볼 때 먼 곳을 보는 효과를 낸다. 시력이 1.0일 때는 5m 이상을 봐야 시력이 좋아지지만 0.6

이라면 1m 앞만 봐도 5m를 볼 때와 똑같은 효과를 본다.

5) 근시가 될수록 안경을 벗으면 더 많은 사물들이 멀리 보이는 효과가 생기기 때문에 근시의 진행이 더뎌진다. 따라서 오히려 시력이 회복될 수도 있다.

6) 이러한 과정을 반복하면서 저절로 환경에 가장 적합한 시력이 형성된다.

원시

1) 먼 곳을 많이 보고 가까운 곳을 적게 보면 먼 곳을 잘 보기 위해서 안구를 작게 만들어버린다. 그래서 원거리 시력이 좋아진다.

2) 안구가 작아져서 시력이 좋아질수록 모양체가 수축할 일이 많아지고 눈에서 소비하는 에너지가 많아진다.

3) 아무리 먼 곳을 많이 보는 환경이라 할지라도 근거리를 보지 않을 수가 없기 때문에 시력이 좋아질수록 모양체의 긴장이 더욱 심해진다.

4) 가까운 곳이 잘 보이지 않는 원시는 가까이 보는 훈련을 하면 좋아지는데, 원시일수록 안경을 벗으면 모든 사물을 가까이 보는 효과가 생긴다.

5) 가까운 것을 보는 것은 안구를 크게 하는 훈련이 되기 때문

에 눈이 근시가 되게 만든다.

6) 이러한 과정을 반복하면서 저절로 환경에 가장 적합한 시력이 형성된다.

자연이란 이렇듯 무척이나 절묘한 이치에 따라 돌아간다. 한의학이 추구하는 바는 바로 이 자연이다. 자연이 우리 눈을 치유할 수 있기 때문이다.

난시와 사시는 반드시 교정해야 한다

근시는 병이 아니라 환경에 적응한 결과라고 했지만 난시나 사시라면 문제는 달라진다.

먼저 난시에 대해 알아보자. 난시는 빛이 한 점이 아니라 여러 점에 맺히는 현상이다. 당연한 얘기지만 빛이 한 점에 모이면 하나로 보이고, 여러 점이 모이면 여러 개로 보인다. 난시는 책을 볼 때도 글씨가 선명하게 보이지 않고 겹쳐 보이거나 흐릿하게 보인다. 그림자가 있는 것처럼 보이기도 한다. 이처럼 보는 데 불편할 뿐 아니라 흐릿한 시야 때문에 책을 보거나 할 경우 쉽게 피곤해진다. 두통과 어지럼증이 나타날 수도 있다.

난시는 왜 생길까? 난시의 원인과 종류는 굉장히 많다. 그중에 가장 대표적인 원인은 바로 안구의 모양이다.

알다시피 우리의 안구는 원이다. 원이란 한 점에서 같은 거리에 있는 점들의 집합이다. 그리고 완전한 원이라면 빛이 들어왔을 때 한 점에 모이게 된다.

그런데 성장기에 안구가 커지면서 원이 아닌 타원형으로 커지는 경우가 많다. 특히 가까운 곳을 많이 보면 안구는 망막에 빛이 맺히도록 하기 위해 더 커지는데, 이때 전체적으로 다 커지는 것보다 뒤쪽만 커져서 망막 쪽을 뒤로 물러나게 한다. 즉 망막 쪽만 후퇴하면서 타원형으로 커지게 되는데, 이는 눈 주위의 근육이 작용하기 때문이다. 이로 인해 생기는 것이 근시와 난시이다.

따라서 성장기에는 근시의 예방이 곧 난시의 예방이다. 안구가 뒤쪽으로 커지지 않으면 난시 또한 잘 생기지 않기 때문이다. 그리고 난시는 근시가 생기면서 따라 생기는 경우가 대부분이기 때문에 성장기에는 근시를 좋게 하면 난시를 예방할 수 있다.

난시

그러나 난시 역시 근시와 마찬가지로 성인이 된 후에는 오장육부가 좋아지더라도 나아질 수 없다. 성인이 되면 성장이 멈추어 안구의 모양이 잘 변하지 않기 때문이다. 따라서 안경이나 수술로만 교정이 가능하다. 난시는 생활에 지장을 주기 때문에 반드시 안과를 찾아 교정하기를 권한다.

난시를 교정하는 안경을 맞출 때는 잘 보이는 것만 따지기보다는 어지럽지 않은 도수를 맞춰야 생활에 지장이 없다. 난시교정용 콘택트렌즈도 나와 있으니 기호에 맞게 편안한 것으로 사용하자.

자신이 난시인지 알아보기 위해서 셀프 테스트를 해볼 수 있다. 1m 정도 떨어진 거리에서 한쪽 눈을 가리고 다음 그림을 보자. 선의 굵기가 모두 같게 보인다면 정상이고 하나라도 굵게 보이는 선이 있다면 난시를 의심해봐야 한다.

사시는 한쪽 눈의 시선이 다른 쪽 눈의 시선과 다른 경우를 말한다. 눈 주위에는 근육이 굉장히 많은데, 그중 한쪽 근육의 힘이 떨어지면 균형이 깨지면서 양쪽 눈의 시축이 동일하지 않게 된다. 그 결과 눈동자가 안이나 바깥으로 몰리거나 위로 올라가는 사시가 발생한다.

안타깝게도 사시는 대부분 원인을 알 수 없다. 가족력이 있는 경우도 있다고 한다. 사시 역시 증상이 보인다면 반드시 안

난시 테스트

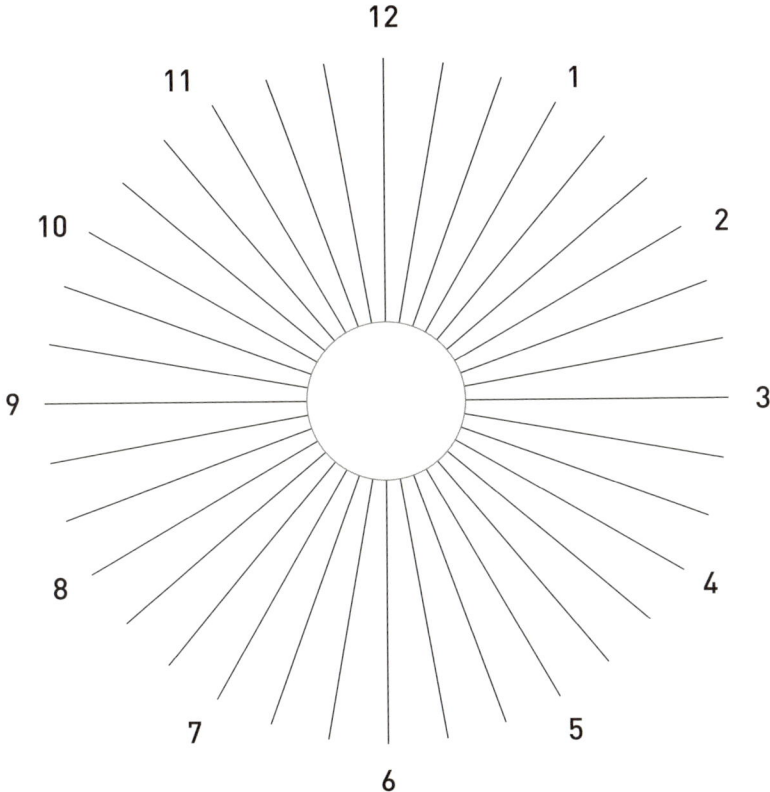

1m 정도 떨어진 거리에서 한쪽 눈을 가리고 이미지를 보았을 때, 선의 굵기가 모두 같다면 정상이고 하나라도 굵게 보이는 선이 있다면 난시를 의심해봐야 한다.

과를 찾아 치료를 받아야 한다.

아래 항목 중 2개 이상에 해당된다면 사시일 가능성이 높으니 안과에서 진단을 받아보자.

1. 책을 읽을 때 눈을 움직이는 대신 머리를 앞뒤로 움직이거나 기울인다.
2. 눈이 돌아가며 물체가 작고 흐리게 보인다.
3. 햇빛에 눈이 부실 때 한쪽 눈만 찡그리게 된다.
4. 사물을 볼 때 눈을 가늘게 뜨거나 찡그리게 된다.
5. 항상 눈이 피곤하다.
6. 눈이 가끔 서로 다른 방향을 향하고 있다.
7. 3D안경을 쓰고 영화를 봐도 입체감을 못 느낀다.
8. 두 눈이 함께 움직이지 않는다.
9. 눈을 과도하게 자주 깜빡인다.
10. 거리를 잘 가늠하지 못한다.

선천적인 사시라면 안과에서 치료할 수밖에 없겠지만 후천적인 사시는 좀 다르다. 후천적인 사시를 가진 사람들 중에 컨디션이 좋을 때는 똑바로 볼 수 있는 사람이 종종 있다. 후천적인 사시는 눈 근육 자체의 문제라기보다는 근육에 영양을 공급해주는 오장육부의 문제인 경우가 많다. 우리 몸의 근육은 선천적인 문제가 있지 않는 이상 충분한 영양이 공급된다면 자기 기능을 충실히 하게끔 만들어져 있다. 따라서 후천적인 사시는 오장육부를 강화해주면 좋아질 수 있다.

자신이 후천적인 사시라면 몸에 다른 이상은 없는지 먼저 점검해보자. 어느 장기의 기능이 떨어지거나 약하다는 것이 확인되었다면 그다음은 그 장기를 강화시키기 위한 식습관과 생활습관을 점검하는 일이 뒤따라야 한다. 눈이 준 신호를 알면 전체적인 몸의 건강까지 도모할 수 있다.

COLUMN

눈의 진화와 안경

조물주가 우리를 창조했다면 참으로 훌륭하게 우리 눈을 설계했다고 생각하지 않을 수 없다. 한편으로 진화론의 관점에서 본다면 우리 눈은 놀라운 진화와 적응의 결과임이 분명하다.
눈은 성장기 때 가까운 곳을 많이 보면 가까운 곳을 잘 볼 수 있게끔 만들어지고, 먼 곳을 많이 보면 먼 곳을 잘 볼 수 있게 만들어진다.
이러한 시력이 성장기에 만들어진다는 것도 참 효율적인 일이다. 인생 초반에 각자 자신의 환경에 적합한 안구 상태로 맞춰지는 것이다. 그것도 1~2년 안에 정해지는 것이 아니라 10년 이상의 시간을 들여서 신중하게 환경에 맞는 시력을 찾아낸다. 나이가 들어서 환경에 맞는 시력이 정해지는 것보다 훨씬 더 합리적이고 효율적이지 않은가?
사람은 각자 생활하는 환경이 다르다. 그러니 눈은 그 환경에 맞도록 가성비가 가장 좋은 시력을 10년 이상의 시간을 들여서 만들어내는 것이다. 자연은 우리에게 맞는 것을 알아서 찾아준다.

인류는 안경 없이 수천 만 년을 생존해왔다. 시력이란 생명과도 직결되는 가장 중요한 감각기관이기 때문에 시력이 환경에 맞지 않으면 살아남을 수 없다. 또 진화론에서 말하는 자연선택에 의해 도태되고 멸종할 수밖에 없다. 지금의 인류는 그러한 진화 과정에서 도태되지 않고 살아남은 것이다. 유전적으로 생활에 적합한 시력을 갖출 조건을 다 가지고 있다는 말이다.

하지만 많은 현대인이 고도근시에 시달리고 있다. 안경을 벗으면 20cm 앞도 잘 보이지 않는 사람들이 너무나 많다. 이것은 인류의 진화 과정에서 있을 수 없는 일이다. 만약 안경이 없던 시대에 현대와 같은 고도근시가 많았다면 현 인류가 지금처럼 자연에서 살아남을 수 있었을까? 절대 그렇지 않았을 것이다. 사냥도 실패했을 것이고 천적으로부터 몸을 보호하지 못해서 인간은 지금처럼 자연의 지배자가 되지 못했을 것이다.

현대인은 성장기의 대부분을 막힌 교실에서 근거리에 있는 책을 보며 생활한다. 사방이 막혀 먼 곳을 볼 수가 없는 환경이다. 이러한 상태에서 우리 몸이 환경에 적합하도록 근시가 되는 것은 당연한 인체의 방어 작용이며 놀라운 적응력이다.

그럼에도 불구하고 고도근시가 많아지는 이유는 자연이 아닌 인위의 사물인 안경이 끼어들었기 때문이다. 안경은 인류 역사상 우리 몸이 겪어보지 못한 변화다.

따라서 성장기에는 가급적이면 안경을 쓰지 말기를 권하고, 안경을 써야 하는 상황이라면 주의를 기울여야 한다. 이 책에서 설명한 안경 잘 쓰는 법을 유의하길 바란다.

1. 안경은 도수가 다른 것으로 2개 이상 준비해서 상황에 맞게 쓴다. 멀리 볼 때는 도수가 높은 안경, 가까이 볼 때는 도수가 낮은 안경을 사용하자.
2. 도수가 높을수록 좋은 것이 아니다. 자주 보는 거리만큼만 잘 보이는 적정 도수의 안경을 끼자.

COLUMN

안구 운동으로 시력이 좋아진다?

'안구 운동 ○○일이면 시력이 돌아온다!'
이런 문구를 본 적이 있을 것이다. 안구 운동은 눈 근육을 이용해서 눈동자를 움직이는 것이다. 안구 운동으로 시력을 회복할 수 있다고 주장하는 이유는 뭘까?
우리 눈에는 여섯 개의 근육들이 작용하여 안구를 움직이며 모양체 근육이 수정체의 굴절율을 변화시킨다. 이 안구 근육들을 단련하면 힘을 기를 수 있다는 이론이다. 마치 우리가 웨이트트레이닝으로 몸의 근육을 단련하는 것처럼 눈의 근육을 단련하면 시력도 좋아진다는 것이다.
그러나 안구질환은 대부분 과로 때문에 생기지 운동부족으로 생기는 것은 아니다. 우리 눈의 초점은 1초에 수십 번, 1분 사이에 수백 번 변한다. 그러기 위해서 눈 근육이 수없이 움직여야 하기 때문에 엄청나게 일을 많이 하는 것이다. 눈은 따로 운동이 필요한 기관이 아니라 이미 운동을 너무 과도하게 하고 있는 곳이다.

운동이 너무 과하기 때문에 안구건조증이 오고, 노안이 오는 것이다. 이렇게 열심히 일하는 모양체에 더 운동을 시키는 것은 눈 건강을 악화시킬 뿐이다.

근육은 영양(에너지)이 공급되어야만 일을 할 수 있다. 따라서 눈 근육은 사용하는 에너지보다 공급되는 에너지가 작아서 병이 생긴다. 그런데 운동이란 에너지를 소비하는 행위가 아닌가?

지금 주위에 있는 물건 중 아무거나 하나를 들어보라. 팔 근육에 힘을 주게 될 것이다. 마치 근육이 물건을 드는 일을 하는 것처럼 보이지만 엄밀히 말해 근육이 일을 하는 게 아니라 오장육부가 일하는 것이다.

오장육부에서 팔에 피가 가지 않도록 막으면 팔은 힘을 못 쓰고 근육이 마비된다. 근육이 움직이려면 에너지가 필요하기 때문이다. 즉 에너지를 사용하는 근육은 에너지를 공급해주는 오장육부의 기능에 달려 있다.

하루 종일 육체노동을 하고 온 사람이 몸이 아프다고 호소했다고 해보자. 이런 사람에게 운동이 부족해서라고 말할 수 있을까? 몸에 좋은 음식을 먹고 푹 쉬라고 하는 것이 정상이다. 온종일 근육을 써서 아픈 사람에게 최고의 해결책은 운동이 아니라 영양과 휴식이기 때문이다. 우리 눈도 마찬가지다. 눈이 피곤해서 문제가 생기는 것이니 눈을 좀 쉬게 해줘야 한다. 그리고 오장육부를 강화해 눈 근육에 충분한 에너지를 보낼 수 있도록 해야 한다.

다만 성장기에는 안구 운동으로 효과를 볼 수 있다. 신체가 성장하면서 안구의 모양이 계속 변하기 때문이다. 근시는 먼 곳이 보이지 않기 때문에 멀리 보는 운동이 필요하고, 원시는 가까운 곳이 보이지 않기 때문에 가까이 보는 운동이 필요하다. 근시라서 안경을 쓰는 사람이 안경을 벗고 사물을 보면 모든 사물이 상대적으로 원거리가 되고 원시인 사람이 돋보기를 벗고 사물을 보면 모든 사물이 상대적으로 근거리가 된다. 안경을 벗으면 자신의 눈에 꼭 필요한 운동을 자연스럽게 하게 되는 것이다.

안구 운동을 하는 것은 사물을 잘 보기 위해서다. 그런데 우리가 사물을 보는 행위 자체에 모든 시력 운동들이 다 들어 있다.

그러니 굳이 일부러 시간을 들여서 할 필요가 없는 것이다. 운동이 과다해서 병이 생긴 눈을 운동으로 고치고자 하는 것은 모순이다.

PART 3

오장육부를 치료해야만 좋아지는 안구질환

1 안구건조증과 노안, 오장육부 강화가 답이다

눈 이전에 반드시 오장육부를 봐야 하는 안구질환

　지금까지 오장육부와 관련이 없는 시력 문제들, 즉 성인근시, 성인난시, 성인원시, 선천적인 사시 등에 대해 설명했다. 이들을 제외한 대부분의 안구질환은 오장육부를 봐야만 치료가 가능하다.

　조금 특이한 경우로는 백내장이 있는데, 백내장은 오장육부를 치료해도 물론 좋아질 수 있지만 눈 자체만 보는 외과적인 수술로도 바로 호전이 가능하다. 백내장 수술을 하게 되면 인공 수정체이기 때문에 조절력이 상실된다는 단점이 있지만 심각한 백내장이라면 수술을 하는 것이 더 나을 수 있으니 전문가와 잘 상의하도록 하자.

그런데 수술적인 요법을 쓰거나 눈만 보고 치료했을 경우에 절대 좋아지지 않는 안구질환들이 더 많다. 다음은 오장육부를 다스려야 근본적인 치료가 되는 안구질환들이다.

오장육부를 치료해야만 좋아지는 안구질환

안구건조증, 눈 충혈, 눈 피로, 눈 통증, 안검하수, 노안의 근본적인 치료
비문증의 예방, 백내장, 각막염증, 포도막염, 망막의 염증 등
각종 염증질환, 만성 녹내장의 근본적인 치료, 황반변성의 근본적인 치료

안구건조증을 앓고 있다면 인공눈물의 사용을 중지하라

안구건조증이란 눈에서 소비하는 에너지를 줄이기 위한 보호작용이라는 점을 앞서 PART 1에서 충분히 설명하였다.

안구건조증은 눈 자체의 기능을 떨어뜨리는 질환이 아니다. 이를 앓고 있다고 해서 눈이 잘 보이지 않거나 시력이 떨어지지 않는다는 말이다. 안구건조증은 눈의 기능을 보호하기 위해 사용 시간을 떨어뜨리려는 목적으로 나타난다.

따라서 안구건조증을 치료하기 위해서는 눈에 영양을 공급해주면 자연히 증상이 좋아질 수 있다.

안구건조증은 오장육부가 조금만 좋아져도 바로 호전이 가

능하기 때문에 본원에서 치료할 때 가장 쉽고 치료가 잘 되는 질환 중 하나이다.

  여기서 우리가 가장 명심해야 될 점은 눈 자체를 건드리면 안 된다는 것이다. 안약이나 인공눈물은 우리 눈에 영양을 공급해주지 않으면서 건조함만 사라지게 만든다. 이를 사용할 경우, 우리 눈의 보호작용인 통증을 없애버림으로서 에너지가 부족한 눈의 사용시간을 늘려버린다. 이러한 악순환이 지속되면 눈의 기능이 떨어지면서 시력에 심각한 문제를 일으키는 질환들이 생기는데 그 대표적인 질환들이 바로 노안이나 백내장, 녹내장, 황반변성 등이다.

  이 질환들은 안구건조증과 달리 눈의 보호작용이 아니다. 눈에 공급되는 에너지보다 소비하는 에너지가 많아서 눈이 노화되어 세포들이 죽거나 변성된 것들이다. 따라서 반드시 에너지의 공급원인 오장육부를 건강하게 만들어 눈을 치료해야 한다.

  그렇다면 오장육부 중 어디가 나빠져서 안구건조증이 생기는 것일까?

  안구건조증이 오는 원인은 사람에 따라 모두 다르다. 간이 안 좋아서 에너지 생산이 안 될 수도 있고, 심장이 좋지 못해 에너지가 충분히 공급되지 못될 수도 있다. 그래서 본원에서는 안구건조증 환자 10명이 오면 모두 혈자리와 처방이 다르다.

만약 간이 좋지 못하면 간을 좋게 하는 치료가 곧 안구건조증 치료법이 되고 신장이 좋지 못하면 신장을 좋게 하는 약이 안구건조증의 치료제가 된다. 자신의 오장육부 중에서 가장 약한 곳을 먼저 좋게 만들어야 안구건조증은 좋아질 수 있는 것이다.

안구건조증은 에너지의 생산보다 소비가 많기 때문에 생기는 현상이다. 이를 회복하려면 당연히 눈에서 사용하는 에너지를 줄이거나 오장육부를 튼튼히 하여 눈으로 가는 영양을 증가시켜야 한다. 눈의 건조함을 없애는 것이 아니라 눈이 건조할 필요가 없도록, 보호작용이 작동할 필요가 없도록 만들어주면 되는 것이다.

안구건조증의 또 다른 형태, 눈물흘림증

안구건조증과는 반대로 눈물이 너무 많이 나서 불편한 눈물흘림증을 앓고 있는 사람들도 많이 있다. 심한 경우는 눈물로 인하여 눈 밑이 다 헐거나 울지도 않았는데 우는 것으로 오해받는 경우도 있다.

안구건조증은 눈물이 너무 없어서 고통스러운 반면 눈물흘림증은 눈물이 너무 많이 나서 고통스러운 것이다. 증상으로만 보면 안구건조증과 눈물흘림증은 전혀 다른 병으로 보일지 모르지만 사실상 같은 병이다.

눈물흘림증도 사실은 안구건조증의 일부이고, 이 역시 눈의 보호작용이다. 정상인들도 눈물이 많이 날 때가 있는데, 바로 눈에 이물질이 들어갔을 때이다. 이때 우리 눈은 많은 눈물을 분비시켜 이물질을 제거하려고 노력한다.

이러한 기전이 평소에도 작용하는 것이 바로 눈물흘림증이다. 안구건조증이 있으면 눈에 이물감을 많이 느끼게 되는데, 이때 눈이 이물질이 들어간 것으로 인식하여 반사적으로 눈물이 나오는 것이다.

안구건조증을 진단하는 검사는 두 가지가 있다. 첫 번째는 눈물막 파괴시간 검사(BUT 검사)이고, 두 번째는 눈물량 측정검사(SCHIRMER TEST)이다. 눈물에는 유분이 있기 때문에 눈을 건조하지 않고 부드럽게 해서 보호하는 역할을 한다. 눈에 유분이 부족하다면 눈물이 금방 말라버리게 되는데, 이를 검사하는 것이 바로 눈물막 파괴시간 검사이다. 눈물막 파괴시간이 짧으면 눈물이 금방 말라버려 이물감이나 통증을 느끼게 된다. 즉 눈물막 파괴시간 검사란 눈물의 질을 측정하는 검사이다.

눈물량 측정검사는 말 그대로 눈물이 얼마나 많이 분비되느냐를 측정하는 검사이다. 5분 동안 테스트지로 검사를 하는데, 10~20mm 정도를 정상수치로 본다.

따라서 눈물량 검사와 눈물막 파괴시간 검사는 눈물의 양과 질을 측정하는 검사이다.

안구건조증은 눈물량이 10mm 이하인 경우가 많은 반면에 눈물흘림증은 20mm 이상인 경우가 많다. 그런데 이 안구건조증과 눈물흘림증은 모두 눈물막 파괴시간이 짧다는 공통점이 있다. 즉, 두 질환 모두 눈물의 질이 좋지 못하여 눈 자체가 통증이나 불편함을 느끼게 된다는 것이다. 이때 안구건조증은 눈물의 양도 적기 때문에 통증과 불편함을 느끼게 해서 눈을 감거나 쉬도록 만들고, 눈물흘림증은 눈물의 질이 좋지 못하니 양을 늘려서 보호하려는 것이다.

병의 경중을 따지자면 눈물흘림증이 안구건조증에 비해 가벼운 병이라고 할 수 있겠다. 눈물흘림증은 눈물의 양을 줄이는 것만으론 아무 의미가 없다. 눈물의 질을 좋게 만들어서 자연스럽게 눈물의 양이 줄어들게 해야한다. 치료방법은 안구건조증과 동일하다. 오장육부를 튼튼하게 만들어 눈에 영양을 공급해주면 좋아진다.

노안은 오장육부를 다스리면 치료할 수 있다

노안은 근시에서 살펴보았듯이 가까운 사물을 잘 보지 못하는 증상이다. 사물을 멀리 했을 때 잘 보여서 신문이나 책을 보는 거리가 멀어지고 가까이 있는 것을 볼 때 눈을 찡그리게 된다. 어두울 때도 잘 보이지 않으며 눈이 침침하고 피곤한 증상을 보인다. 그래서 많은 사람들이 돋보기를 끼거나 다초점 안경을 착용한다.

노안은 수정체질환으로서 말 그대로 눈이 늙어버려 안구의 기능이 떨어진 병이다.

가까운 곳을 보기 위해서는 모양체에 힘이 들어가서 수정체가 두꺼워져야 한다고 설명하였다. 그런데 노안은 이 수정체를 두껍게 하지 못해서 가까운 거리를 보지 못한다.

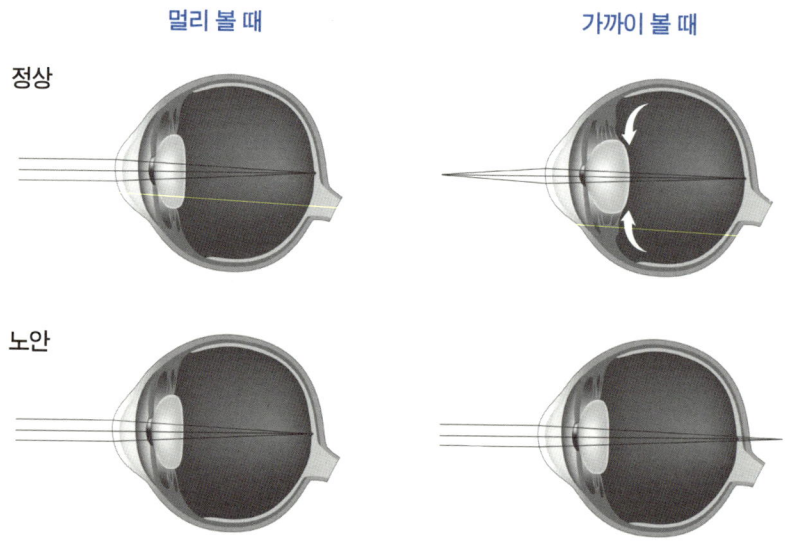

노안은 가까이 볼 때 모양체의 힘이 부족해서 수정체를 수축시키지 못한다

수정체가 두꺼워지지 않는 이유는 두 가지가 있다. 첫째는 모양체의 힘이 떨어져서 수축이 되지 못하는 경우이고, 둘째는 수정체의 노화로 인해 자체 탄력이 떨어져서 수축이 되지 못하는 경우다. 그래서 노안이라는 것은 모양체 근육의 힘이 강해지면 얼마든지 좋아질 수 있는 병이다.

성장이 끝나고 나면 안구의 모양을 바꿀 수는 없지만 근육의 힘은 얼마든지 강화시킬 수 있다. 그런데 근육의 힘을 강화하고 싶으면 근육에 에너지를 공급해주는 오장육부를 좋게 만들어주어야 한다.

근육은 에너지를 쓸 뿐이고, 근육에서 사용하는 에너지는 오장육부에서 공급을 해준다.

달리는 자동차를 보면 바퀴가 일을 하는 것처럼 보이지만 사실은 그 속에 있는 엔진이 열심히 일을 하고 있는 것이다. 바퀴는 단지 엔진의 힘을 겉으로 드러내는 것일 뿐이다. 속도를 높이고 싶으면 바퀴가 아니라 엔진을 바꿔야 차의 성능과 속도가 높아질 것이다.

우리 몸의 근육과 오장육부도 이와 마찬가지다. 근육만 단련해서는 절대 힘을 강화시킬 수 없다.

따라서 눈 근육을 강화시키기 위해서는 오장육부부터 강하게 만들어야 한다. 노안을 근본적으로 치료하는 핵심은 오장육부에 있는 것이다.

 이미 노안이 왔더라도 오장육부를 좋게 만들어주면 얼마든지 개선할 수 있다. 실제로 노안을 좋게 한 사례는 내 환자들 중에도 많이 있다. 대부분 나이가 들어서 가까운 곳을 잘 보지 못해 돋보기를 끼고 생활하다가 오장육부 치료를 통해 돋보기에서 해방된 환자들이다.

 굳이 한의학이 아니더라도 오장육부를 튼튼하게 하는 생활 습관을 가지면 노안은 좋아질 수 있다. 식이요법과 운동, 마음 관리 등 이 책에서 소개한 눈 건강법을 잘 따르면 몸이 건강해지고 눈도 밝아질 것이다.

노안이 왔다면 돋보기를 꺼라

 성장기의 원시는 가까이 보는 운동을 하면 호전될 수 있기 때문에 돋보기를 벗고 가까이 보는 훈련을 하면 좋다고 했다. 하지만 노안은 그런 방법으로는 절대 좋아지지 않는다. 오히려 더 악화되거나 눈과 오장육부의 피로를 가속화시킨다.

 노안이란 모양체의 운동 부족으로 생기는 것이 아니라 과도한 운동으로 인해 모양체가 탈진된 것이다. 마치 마라톤을 하고 나서 탈진한 것과 같은 상태인 것이다.

 우리는 잠을 잘 때를 제외하고 항상 눈을 뜨고 있다. 눈을 뜨고 있는 한 우리의 모양체는 시선에 따라서 초점을 맞추기 위해 끊임없이 움직여야 하기 때문에 단 1분 1초도 쉴 수가 없다. 그래서 모양체는 운동 부족이 될 수가 없는 것이다.

노안인 사람이 돋보기를 끼지 않고 안구 운동으로 노안을 좋아지게 하려는 것은 마라톤을 막 완주해서 다리가 풀린 선수에게 운동부족으로 다리가 약해졌으니 바로 운동을 하라는 것과 같다. 이때 선수에게 필요한 것은 운동이 아니라 충분한 휴식이다.

노안일 때 눈 근육에 휴식을 주는 방법은 바로 돋보기를 끼

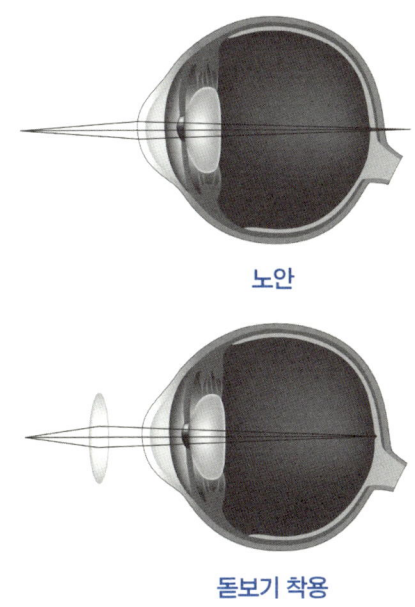

노안

돋보기 착용

노안일 경우, 돋보기를 쓰면 눈 근육에 휴식을 줄 수 있다.

는 것이다. 돋보기를 끼면 가까이 있는 물체를 줌아웃시켜서 결과적으로 모양체의 운동이 줄어들고, 눈에서 소비하는 에너지가 줄어들어 눈과 장기의 피로를 감소시킬 수 있다.

사람이 늙어가는 큰 흐름을 거스를 수는 없겠지만 노화된 기계에 기름칠을 하면 새것 같지는 않아도 조금 더 오래 잘 쓸 수 있지 않은가. 눈 또한 노화된 장기에 기름칠을 해줘서 눈에 더 많은 에너지가 가게 만들면 더 건강하고 오래 쓸 수 있다.

COLUMN

조기 노안은 우울증과 함께 온다

최근 어린 나이에도 노안이 온 환자들을 많이 만난다. 노안이 빨리 왔다는 말은 장기의 기운이 빨리 떨어졌다는 것이다. 장기의 기운이 떨어지게 되면 안구질환뿐 아니라 다른 여러 가지 문제들도 같이 생기게 된다. 나무에 비유하자면 뿌리가 약해진 것으로 가지가 약해질 때 하나의 가지만 약해지지 않기 때문이다.

그중에서 대표적인 질환 하나만 소개해보겠다. 바로 우울증이다. '노안과 우울증이 무슨 관계일까?'라고 의아하게 생각할 수도 있지만 본원에서 노안 환자들을 치료할 때 노안과 같이 오는 질환 중 가장 많은 병이 바로 우울증이다.

노안 때문에 우울해진 건가? 이런 생각을 하는 독자도 있을 것이다. 하지만 노안 때문에 우울해진 것이 아니라 노안과 우울증의 근본 원인이 같기 때문이다. 같은 뿌리에서 나온 서로 다른 가지일 뿐이다. 우울증이란 노안과 마찬가지로 오장육부의 기능 저하로 오는 질환이기 때문이다.

평소 오장육부에서 100의 에너지를 생산하고 똑같이 100의 에너지를 소비하는 사람이 있다고 하자. 그런데 이 사람이 어떠한 원인으로 오장육부가 약해져서 60 정도만 에너지를 생산할 때가 있을 것이다. 그러면 세포들이 파괴되기 시작하고 오장육부에 부담이 와서 많은 문제들이 생긴다.

이때 우리 몸에서는 보호작용이 일어나는데, 에너지가 60이 생산되면 60만 사용하려고 노력하는 것이다.

에너지를 60만 사용하기 위해서는 기분이 좋은 상태보다는 나쁜 상태가 유리하다. 만약 기분이 좋다면 밖에 나가서 놀고 싶고 친구도 만나고 싶을 것이다. 하지만 에너지가 없는 상태에서 나가서 놀면 에너지 소비가 많아져 몸이 파괴되고 만다.

다시 말해, 기분이 좋아지면 우리 인간은 에너지를 소비하고 싶어진다. 만약 에너지가 없는데 이런 기분이 든다면 수명이 줄어들고 말 것이다.

에너지를 아끼기 위해서는 기분이 우울해야 한다. 우울해야 일도 하지 않고 친구도 만나지 않고 집에 들어가서 쉬는 것이다. 그것이 바로 우울증이다. 우울증은 병이라기보다는 안구건조증과 같은 우리 몸의 보호작용인 것이다. 안구건조증이 눈의 보호작용이라면 우울증은 몸 전체의 보호작용이라고 할 수 있다.

우울증은 누구에게나 생길 수 있는 증상이고 경중의 차이가 있을 뿐이다. 이를 현대 의학자들이 병명을 만든 것일 뿐 예전부터 우울한 마음은 있어 왔다. 피곤해진 몸이 스스로를 보호하기 위해 마음을 지배한 것일 뿐이다.

우울증의 치료는 노안과 마찬가지로 몸을 건강하게 만드는 것이 시작이다. 그래서 이 책에 소개할 체질식과 명안주스는 우울증에도 효과가 좋다. 오장육부가 좋아져서 에너지가 100% 생성된다면 우리의 마음도 바뀔 것이다. 풍족하게 생산된 에너지를 사용하기 위해 몸과 마음이 활동적으로 변할 것이다.

2

눈 충혈, 백내장, 안검하수, 비문증은 수술 없이 고칠 수 있다

눈 충혈은 피로가 누적된 눈의 적신호이자 보호작용

눈이 충혈되면 사람이 피곤해 보이고 인상도 나빠 보이는 반면 맑고 깨끗한 흰자위는 건강과 미의 상징이기도 하다. 그런데 눈 충혈은 왜 생기는 것일까? 눈 충혈도 질환일까? 이미 눈치 챈 독자들도 있겠지만, 눈 충혈은 안구건조증과 마찬가지로 병이라기보다는 눈의 보호작용이다.

처음 설명했던 우리 몸의 원리를 생각해보자. 눈은 에너지를 사용하고, 그 에너지는 오장육부에서 보내준다. 이때 대표적인 에너지가 바로 혈액이다.

잘 알다시피 혈액은 혈관을 통해서 공급되고 당연히 혈관이 넓어져야 많은 혈액이 공급된다. 도로가 넓으면 더 많은 차가 다닐 수 있는 것과 같다.

여기서 놀라운 것은 우리 눈은 에너지가 부족해지면 조금이라도 더 많은 혈액을 공급받기 위해서 혈관을 확장시킨다는 것이다. 이 역시 우리 눈의 보호작용이다.

혈관이 넓어지면 눈으로 가는 혈액이 많아져 피로가 풀리게 되는데, 이 때문에 눈이 벌겋게 보이는 것이다. 일반적으로 사람은 피곤하면 눈이 충혈되었다가, 피로가 풀리면 충혈 증상은 금세 없어진다.

눈 피로(눈 충혈) ➡ 혈관 확장 ➡ 더 많은 혈액 공급 ➡ 피로 감소 ➡ 다시 혈관 축소 ➡ 충혈 없어짐

그런데 충혈 증상이 없어지지 않고 항상 눈이 충혈되어 있는 사람들이 있다. 그 이유는 에너지가 너무 많이 부족해서 혈관이 확장된 상태에서도 해결이 되지 않기 때문이다. 혈관을 넓혀서 평소보다 많은 혈액을 보내는데도 눈에 필요한 만큼의 에너지가 공급되지 못하는 사람들은 눈 충혈이 사라지지 않는다. 눈을 보호하기 위해서 혈관을 확장시켰지만 확장만으로는 눈의 피로가 풀리지 않았다는 말이다.

이때 눈에서는 다음 보호작용이 일어나게 되는데, 바로 새로운 혈관을 만드는 것이다. 2차선 도로로 소통이 원활하지 않으면 4차선으로 새로운 길을 만드는 것과 같다.

인체는 이토록 신비롭다. 우리의 눈이 쉽게 실명되지 않는 이유는 바로 이렇게 절묘한 보호작용들이 있기 때문이다.

눈 피로(눈 충혈) ➡ 혈관 확장 ➡ 더 많은 혈액 공급 ➡ 혈액이 더 공급되어도 피로가 풀리지 않음 ➡ 계속 혈관이 확장된 상태로 유지 ➡ 신생 혈관이 생김

눈 충혈이 생기는 원인을 살펴보면 혈액의 질이 좋지 못해 생기는 경우가 많다. 질이 좋지 못하면 같은 에너지를 내기 위해서 더 많은 양이 필요하다. 그런데 양이 아무리 많아도 질이 너무 나쁘면 한계가 있다.

물론 가장 좋은 것은 혈액의 양과 질이 모두 좋은 것이다. 그런데 이 또한 오장육부의 기능에 달려 있다. 혈액을 만들어내고 맑게 유지하는 것도 오장육부이기 때문이다.

오장육부가 좋아져서 혈액에 영양분이 풍부해진다면 적은 양으로도 눈의 피로가 풀릴 것이다. 그러면 혈관은 수축될 것이고 신생 혈관 또한 쓰지 않기 때문에 퇴화되어 없어지게 된다.

위험한 시도, 눈 미백 수술

몇 년 전, 눈 미백 수술이 대유행을 한 적이 있다. 무려 수천 명의 사람들이 이 수술을 실제로 받았다고 한다. 나 또한 깨끗한 눈에 관심이 많았기 때문에 이 수술에 관심을 가졌다. 나도 눈 충혈이 잘 되는 편이라 '이 수술을 한번 받아볼까' 하는 생각까지 들었다. 그러나 당시에는 눈 충혈이 왜 생기는지 몰랐기 때문에 든 생각이고, 지금 돌이켜보면 그 수술을 하지 않은 것이 얼마나 다행인지 모른다.

눈 미백 수술의 원리는 결막을 제거해서 보기 싫은 눈 주위의 혈관을 없애버리는 것이다. 충혈되어 있는 혈관들이 보기 싫으니 단순히 잘라내버리는 것이다.

눈 충혈은 더 많은 혈액을 공급받기 위한 눈의 보호작용이라고 했다. 따라서 눈이 충혈되어 있는 사람들은 보통 사람들보다 눈에 영양공급이 잘 안 되는 것이다. 이처럼 피로하고 영양이 부족한 혈관을 보기 싫다고 잘라내버리는 것은 정말 위험한 행위다.

여기서 끝이 아니다. 앞서 우리 눈의 보호작용이 하나 더 있다고 했다. 피가 부족하면 첫 번째로 혈관을 확장시키고 이로서도 해결되지 않으면 새로운 혈관을 만들어버린다고 했다. 그 상태에서 수술을 통해 혈관을 잘라내면 어떻게 될까?

눈은 살기 위해서 또 다른 혈관을 만들어내려고 한다. 우리 눈은 자신의 역할을 수행하기 위해 이렇게 애를 쓴다!

하지만 눈 미백 수술을 받은 사람들은 이러한 사실을 모르고 다시 병원을 찾는다. 수술을 받은 사람의 입장에서는 기껏 혈관을 잘라내서 깨끗해졌는데 다시 새로운 혈관이 생겨버리면 수술을 한 의미가 없어지지 않겠는가? 그래서 이러한 2차적인 보호작용도 막는 시술을 하는데, 혈관이 다시 생기지 못하도록 세포를 죽이는 항암 성분의 약을 눈에 바르는 것이다. 혈관을 없애는 것과 동시에 새로운 혈관이 생기지 못하게 하는 시술을 하는 것이다.

이렇게 되면 눈에 영양이 공급되지 못해 괴사가 일어난다. 실제로 이 수술을 받은 사람들은 눈의 흰자위가 죽어서 석회화가 되는 부작용들이 나타났다. 수술을 받은 환자의 80% 정도가 합병증에 시달렸다고 한다. 실제 안과협회에서도 이 수술의 잘못된 점을 알리고 시정하기 위하여 많은 노력을 한 것으로 알고 있다.

얼마 전 바로 이 눈 미백 수술을 한 환자가 본원에 내원했다. 심각한 부작용을 겪은 환자는 안구건조증이 심해져서 고통을 호소했다.

나는 환자에게 눈 충혈이 생기는 원리를 설명하고 오장육부를 강화하기 위한 식이요법을 강조했다. 그리고 한약과 침으로 집중적인 치료를 해서 효과를 극대화하려고 했다. 현재 한 달 남짓 식단을 건강하게 바꾸고 한약과 침으로 보강하면서 눈에 띄게 증상이 호전되고 있다. 그러나 환자의 상태가 워낙 심각해서 더 많은 시간과 노력이 필요하다. 환자가 계속 의지를 가지고 지속적인 노력을 한다면 완치에 이르는 것도 꿈만은 아닐 것이다.

눈 미백 수술은 이처럼 무서운 부작용을 가져올 수 있다. 눈이 충혈되었다면 이를 수술로 해결하지 말고 오장육부를 관리하여 건강한 에너지가 공급될 수 있도록 하자.

초기 백내장은 수술 없이 고칠 수 있다

백내장은 수정체를 이루고 있는 단백질이 변성되면서 수정체가 혼탁해지고 딱딱해지는 질환이다. 수정체는 60~70%의 수분과 30~40%의 단백질로 이루어져 있는데, 마치 투명한 달걀흰자를 익히면 뿌옇게 변하는 것처럼 수정체가 혼탁해지는 것이다. 투명하던 것이 혼탁해졌으니 빛이 제대로 통과하지 못해서 시야가 흐려지고 시력은 떨어진다.

백내장은 선천적으로 발생하는 경우도 있지만 대부분 후천적으로 발생한다. 가장 큰 원인은 노화이기 때문에 나이가

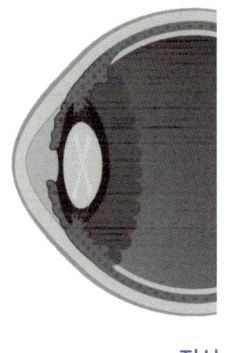 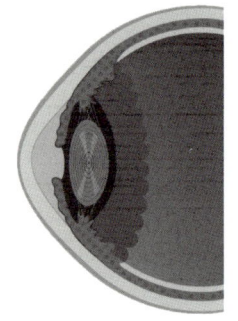

정상　　　　　　　　　백내장

들수록 발병 위험도 높아진다. 2011년 국내 국민 건강영양조사 보고에 따르면 40세 이상 성인의 42.2%, 65세 이상 성인의 91.8%가 백내장에 걸려 있다고 한다.

백내장은 예전에는 실명질환 1위로 꼽혔으나 지금은 의료 기술 발달로 인해 수술로 완치가 가능해졌다. 한국인이 가장 많이 받는 수술 중 하나라고도 한다.

백내장은 적절한 시기에 치료받는다면 실명의 위험은 없지만 단순한 노안으로 여기기 쉬워 늦게 발견되는 경우가 많다. 평소에 아래와 같은 증상이 있다면 백내장을 의심해봐야 한다.

1. 시력이 서서히 저하되는 것처럼 느껴진다.
2. 밝은 곳에 나가면 잘 보이지 않을 때가 있다.
3. 평소 돋보기를 사용했는데 갑자기 돋보기 없이도 잘 보인다.

4. 눈이 침침해지고 뿌옇게 보인다.
5. 동공 부위가 하얗게 보인다.

　초기 백내장은 수술 없이도 눈에 에너지 공급을 원활히 해주면 충분히 극복 가능하다. 수정체 또한 오장육부에서 영양공급을 받기 때문이다. 수정체에는 혈관이 없지만 안구방수(眼球房水)와 뒤쪽에 있는 유리체 등 주위 액체로부터 영양분을 섭취하는데, 이러한 방수와 유리체 주위의 액체 또한 오장육부에 의해 영양이 공급되는 곳이다.
　따라서 백내장 초기에는 수술을 하기보다 몸 관리를 잘해서 고치기를 권한다.
　반면 백내장이 많이 진행된 후라면 오장육부를 좋게 해서 치료하기는 쉽지 않다. 최근 연구 결과에 의하면 백내장이 많이 진행되었더라도 자연적으로 좋아진 사례가 발견되고 있지만 백내장을 좀 오래 앓아왔다면 전문가와 상의하여 수술로 치료받기를 권한다.

안검하수에 보톡스는 독이다

　안검하수는 눈꺼풀이 처지는 증상을 말한다. 눈꺼풀이 처지다 보니 이마에 주름이 갈 정도로 눈을 치켜뜨게 되고 생활에 여러 가지 불편함이 생긴다.

대체로 다음과 같은 증상이 있으면 안검하수가 의심된다고 봐야 한다.

1. 평소 눈이 졸리고 피곤해 보인다는 말을 자주 듣는다.
2. 정면을 바라볼 때 시야가 답답하다.
3. 텔레비전을 볼 때 턱을 치켜든다.
4. 눈을 뜰 때 눈썹과 이마에 힘을 주게 된다.

이와 같은 증상은 모두 눈꺼풀이 처지기 때문에 생기는 현상인데, 눈꺼풀이 처지는 이유는 눈 주위 근육의 힘이 약해졌기 때문이다. 이런 경우 안과에 가서 진단을 받고 개선하도록 노력해야 한다.

안검하수를 가진 환자들 중 보톡스를 맞는 경우가 있는데, 이것은 매우 좋지 못한 방법이다. 보톡스는 일종의 마취제로, 근육을 마비시켜서 안면마비가 왔을 때 탱탱해지고 주름살이 펴지는 효과가 있는 것을 미용에 이용한 것이다.

몇 개월 동안 근육이 마취되어 있으면 근육의 힘은 당연히 떨어진다. 깁스를 하고 나면 근육이 약해지듯이 보톡스 효과가 떨어질 때쯤이면 근육이 더 약해져서 안검하수는 더 심해진다. 이러한 악순환이 반복되어 보톡스를 계속 맞을 수밖에 없게 되는 것이다.

한의학적으로 안검하수는 노안과 같은 원리다. 노안은 모양체의 힘이 떨어지는 것이고 안검하수는 눈꺼풀의 힘이 떨어지는 것이다. 그래서 노안과 안검하수는 동시에 오는 경우가 많고, 피부도 탄력이 약해진 경우가 많다.

근육에 영양을 공급해주는 곳은 바로 오장육부다. 당연히 오장육부의 기능이 좋아져서 근육으로 가는 영양분이 증가하면 눈을 제대로 뜰 수 있고 안검하수도 좋아질 수 있다.

하지만 안검하수가 발생하기 전에 예방하는 것이 가장 좋을 것이다. 만약 눈을 자주 깜박이는 습관이 있다면 의식적으로 고치려고 노력하자. 눈을 자주 비비는 것도 좋지 않다. 렌즈를 낀다면 청결하게 사용하도록 하고 하드렌즈는 장기간 착용하지 않는 것이 좋다.

비문증은 눈으로 가는 영양이 줄어서 생긴다

비문증은 유리체질환이다. 유리체는 투명한 액체로 메워져 있는데 그곳에 세포나 조직이 떠다니는 것이다. 대체로 다음과 같은 증상이 있다면 비문증을 의심해봐야 한다.

1. 먼지나 벌레 같은 것이 눈앞에 아른거린다.

2. 눈을 감아도 이물질이 보이고 밝은 곳에서는 더 심해진다.
3. 시선을 돌려도 이물질이 따라온다.
4. 시력이 저하된 듯한 느낌이 든다.

비문증은 유리체 안에 날파리가 날아다니는 것처럼 느껴져서 '날파리증'이라고 부르기도 한다. 이는 유리체 주위에 영양이 공급되지 못해서 세포들이 약해지거나 파괴되어 떨어져 나와 떠다니는 것이다.

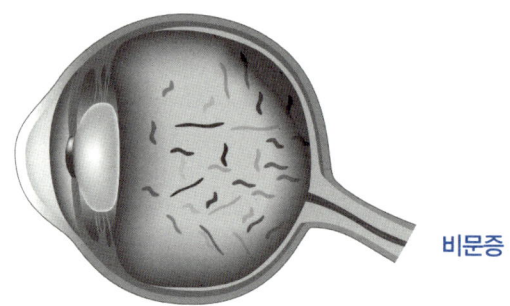

비문증

다시 말해 비문증은 오장육부에서 유리체 주위로 영양공급이 제대로 되지 못해서 생긴다. 체질에 맞는 치료를 해서 눈으로 가는 영양이 증가하면 세포들이 튼튼해져서 증상이 해결될 수 있다.

유리체 안은 순환이 거의 일어나지 않기 때문에 비문증은 한번 발생하면 고치기가 상당히 어렵다. 따라서 비문증은 예방이 중요한데, 몸을 건강하게 하는 생활습관이 핵심이다. 눈이 피로해지지 않도록 오랫동안 모니터나 스마트폰을 보지 않도록 하고 충분한 영양섭취와 숙면이 필요하다.

또한 유리체질환이 생겼다면 당연히 각막에도 문제가 있을 것이다. 실제로 비문증이 있는 사람은 안구건조증도 앓고 있는 경우가 많다. 그러므로 안구건조증에 걸렸다면 이를 무시할 것이 아니라 빨리 해결해야 한다.

3 망막질환은 한의학으로 극복 가능하다

망막질환, 실명을 부르는 무서운 병

　시신경이 죽어서 시력까지 잃게 만드는 망막질환은 참으로 무서운 병이다. 그런데 더 무서운 것은 한쪽 눈에 망막질환이 오면 반대쪽 눈도 진행될 확률이 높다는 것이다. 예를 들어, 황반변성이 있는 경우 45%가량이 5년 이내에 다른 쪽 눈으로까지 발병한다고 한다. 한쪽 눈이 이미 실명이 되었는데 반대쪽도 같이 시력이 나빠지기 시작하면 그 공포는 실로 엄청나다. 한쪽 눈이 보이지 않는데 다른 쪽도 실명된다고 하면 얼마나 두렵겠는가?

이는 뿌리에서 영양공급을 할 때 어느 한 가지에만 주는 것이 아니기 때문이다. 어떤 가지는 튼튼하고 어떤 가지는 시드는 일은 자연에서 발생할 수 없는 일이다. 오른쪽 가지가 약해지면 왼쪽 가지도 약해지듯이 오른쪽 눈이 나쁘면 당연히 왼쪽 눈도 나빠질 확률이 높다.

이미 발생한 망막질환의 치료는 죽은 가지를 살리는 것만큼 어려운 일이다. 하지만 오장육부가 튼튼해지면 아직 살아있는 가지를 지킬 수 있다. 다른 쪽 눈으로까지 녹내장이나 기타 망막질환이 생길 확률은 훨씬 줄어들 수 있는 것이다. 병의 진행을 막고 조금이라도 좋아질 수 있다면 환자들에게는 천군만마를 얻은 것 같은 희망이며 용기가 될 것이다. 하나의 가지가 시들었을 때, 포기하지 않고 지금부터라도 뿌리를 튼튼하게 한다면 나머지 가지를 지킬 수 있을 것이다.

시신경에는 통증보다 훨씬 더 좋은 보호작용이 있다

망막질환이 무서운 또 다른 이유는 통증을 느끼지 못하기 때문이다. 그래서 망막은 자기가 죽는지도 모른 채 죽어버린다. 통증이 없으니 망막에 손상이 가도 처음에는 느낄 수 없다. 시신경이 70~80% 죽고 난 후에야 앞이 안 보이기 시작한다. 그래서 뒤늦게 병원에 찾아가는데 그때는 이미 늦어버리고 만다.

그토록 중요한 망막인데 망막에 있는 시신경은 왜 통증을 느끼지 못할까? 시신경에 통증이라는 보호작용이 없는 이유는 시신경이 가장 중요한 곳이기 때문이다. 가장 중요한 곳인데 통증이라는 보호작용이 없다니, 아이러니하게 느껴질지도 모른다. 그 이유는 망막에 통증보다 더 좋은 보호작용들이 있기 때문이다.

망막에 있는 첫 번째 보호작용은 바로 시신경이 있는 위치다. 시신경은 눈의 가장 중요한 곳으로서 안쪽에 위치한다. 집에 물건을 보관할 때 중요한 것일수록 장롱 깊숙한 곳에 보관하지 않는가? 시신경도 외부의 충격으로부터 보호하기 위해 눈의 가장 안쪽에 위치해 있어서 웬만한 외부의 충격으로는 손상받지 않는다.

두 번째는 에너지를 보내줄 때 우선순위가 존재한다는 것이다. 시신경에 영양이 공급되지 못해서 파괴되는 병이 정상안압 녹내장이다. 시신경은 영양이 가지 못하면 죽고 만다. 그렇다면 눈이 조금만 피곤해도 시신경에 영양이 공급되지 못해 녹내장이 올까? 그렇지 않다. 녹내장은 웬만해서는 생기지 않는다. 우리 눈은 에너지를 보내줄 때 중요한 망막부터 보내주고, 가장 중요하지 않은 각막부터 에너지를 줄여나가기 때문이다.

망막에 에너지가 가지 못할 정도라면 수정체나 각막과 같은 다른 곳은 에너지 공급이 더 안 될 것이다. 따라서 망막에 이상을 느끼기 전에 이미 각막이나 다른 곳에서 통증을 충분히 느낄 수 있다.

망막에 영양을 공급해 주지 못할 정도라면 통증이라는 보호작용은 더 이상 중요하지 않다. 실명이 될 판에 망막에서 통증을 느낄 수 있도록 에너지를 쓰면 생존에 더 불리하지 않겠는가?

세 번째는 시신경에는 여유분이 존재한다는 것이다.

녹내장은 조기에 발견하기가 어렵다. 녹내장의 대부분을 차지하는 정상안압 녹내장이나 원발 개방각 녹내장은 증상을 느낄 정도가 되면 이미 중기 이상 진행된 경우다.

그런데 이 또한 우리 눈의 보호작용 때문이다. 아이러니 하게도 눈의 보호작용 때문에 녹내장의 발견이 늦어지는 것이다.

만약 녹내장이 조금 진행되었는데 우리가 이를 바로 알 정도로 시력이 70~80% 손상된다면 금방 실명이 되고 말 것이다.

우리는 시신경이 10% 손상되더라도 잘 느끼지 못한다. 나머지 90%가 열심히 일해서 충분히 10%를 커버하기 때문이다. 즉, 시신경은 너무나 중요하고 죽으면 다시 살릴 수 없기 때문에 실제 필요한 양보다 더 많은 여유분이 존재하는 것이다.

네 번째 보호작용은 시신경이 파괴될 때 주변 시력부터 약해진다는 것이다. 녹내장이 오게 되면 가운데가 잘 보이지 않는 것이 아니라 주변부터 점차적으로 잘 안 보이게 된다. 즉 시야가 좁아지게 된다. 녹내장 검사를 할 때 시야를 검사하는 이유가 이 때문이다.

우리 눈은 사물을 볼 때 시야의 중심에 집중하게 된다. 중심부에서 멀어질수록 사물을 잘 인식하지 못하는데, 이 또한 에너지의 효율성 때문이다.

우리가 사물을 볼 때 눈으로 보이는 시야가 100이라고 한다면 100의 시야에 균등하게 에너지를 보내줄 필요가 없다. 이는 에너지 낭비이다. 중심부에 많이 보내주고 상대적으로 덜 중요한 주변부는 에너지를 조금만 보내주는 것이다. 중심에 에너지를 집중해서 보면 눈에서 사용하는 에너지를 획기적으로 아낄 수 있다.

따라서 눈은 시신경이 파괴되면 먼저 주변부 시력부터 없애고 중요한 시력은 최후까지 보존하려고 노력하기 때문에 웬만큼 시신경이 죽어도 우리는 잘 느낄 수 없다. 이처럼 시신경은 너무나 중요한 곳이라서 통증이라는 보호작용보다 더 좋은 보호작용들이 많이 있다. 때문에 오장육부를 튼튼하게 만들어 남아 있는 시신경만 잘 관리한다면 이미 녹내장이 왔더라도 눈 건강을 지킬 수 있다.

  뿌리를 약한 채로 두면 가지는 점점 약해질 수밖에 없다. 오장육부가 좋아지지 않으면 녹내장은 점점 진행이 될 수밖에 없는 것이다. 따라서 빨리 장기의 기능을 강화시켜 망막에 좋은 영양을 공급해줘야 한다. 이미 죽은 시신경을 살릴 수는 없지만, 남아 있는 시신경을 강화시켜 조금이라도 호전시킬 수 있기 때문이다.

녹내장은 오장육부에서 시신경으로 가는 에너지가 부족해서 생긴다

  녹내장이란 망막에 있는 시신경이 죽는 질환을 말한다. 시신경의 역할은 망막에 들어온 빛을 해석해서 우리 뇌가 느낄 수 있게 하는 것이다. 따라서 시신경이 자기 기능을 하지 못하면 아무리 망막에 빛이 들어오더라도 사물을 볼 수가 없다. 한마디로 실명이 되는 것이다.

  시신경은 한번 파괴되면 절대 되살릴 수 없다. 이 책에서 말하는 바를 모두 실천해서 아무리 오장육부가 좋아지더라도 죽은 시신경은 살릴 수 없다는 말이다. 시신경이 파괴되는 질환이 녹내장이기 때문에 제대로 치료하지 않으면 실명이 되고 만다.

녹내장에는 크게 두 가지가 있다. 하나는 안압이 상승해서 시신경을 누르고, 그 결과 시신경이 죽는 경우이다. 즉 물리적인 힘이 가해져서 시신경이 파괴되는 것이다.

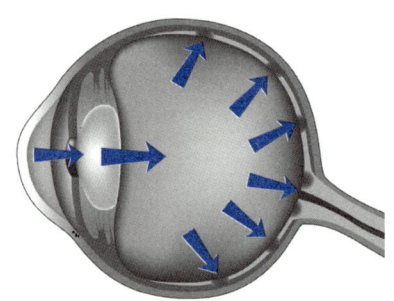

안압이 상승해서 생기는 녹내장

이런 녹내장이 발생하는 과정은 공을 생각해보면 쉽게 알 수 있다. 공은 바람을 적당히 넣어야 자기 본래의 형태를 유지할 수 있다. 내부의 압력이 커지면 팽창하고, 외부의 압력이 커지면 반대로 쪼그라든다. 안구도 이와 같아서 안쪽과 바깥쪽의 압력이 일정해야 형태가 유지된다. 그런데 안구 내부의 압력이 강해져 팽창되면 시신경을 압박해서 피가 통하지 않게 된다. 그 결과 시신경에 영양이 공급되지 못해 녹내장이 생기는 것이다.

두 번째는 안압이 정상인데 시신경이 파괴되는 경우이다. 이를 정상안압 녹내장이라고 한다.

정상안압 녹내장의 경우 현대의학에서는 대부분이 원인 불명이다. 안압과 같이 뚜렷이 눈에 보이는 원인이 없는데 시신경이 파괴되기 때문이다. 뚜렷한 원인이 없는데 왜 시신경이 죽는 것일까?

나는 이러한 정상안압 녹내장도 대부분 시신경으로 가는 영양, 즉 에너지가 부족해서라고 본다. 당연히 오장육부를 다스려서 빨리 망막으로 가는 영양을 늘려야 한다. 하지만 현대의학에서는 망막에 영양을 공급해주는 안약이나 주사는 존재하지 않는다. 물론 루테인과 같은 눈 영양제가 있지만 이런 영양제 또한 오장육부를 거쳐서 눈으로 가게 되어 있다. 오장육부가 나쁘면 아무리 눈 영양제를 먹어도 눈으로 그 영양이 제대로 가지 못하기 때문에 영양제 이전에 건강한 오장육부가 필요한 것이다.

녹내장은 안구건조증과 다르게 눈의 보호작용이 아니다. 안구건조증은 우리 눈의 에너지 사용을 줄이기 위해 통증을 만들어내지만 시신경에는 그런 기전이 없다. 그래서 더 무서운 것이다. 40대 이상이라면 특별한 증상이 없더라도 1년에 한 번씩은 검진을 받도록 하자. 또한 아래와 같은 증상이 있다면 녹내장을 의심하고 진단을 받아보자.

1. 머리가 아프고 구역질이 난다.
2. 시력이 떨어지고 뿌옇게 보인다.
3. 시야가 좁아지거나 부분적으로 잘 보이지 않는다.
4. 빛을 보면 주위에 달무리가 보인다.
5. 저녁이 되면 눈과 머리가 아프다.

황반이 노화되어 생기는 황반변성, 피의 질의 중요하다

황반변성은 말 그대로 황반이 변성된 것이다. 그렇다면 황반이란 무엇일까?

우리가 사물을 보기 위해서는 수정체가 움직여 망막에 초점을 맞춘다고 했다. 이때 초점이 모이는 망막의 중심, 즉 빛이 한 점에 모이는 곳이 바로 황반이다. 이곳에는 많은 신경 세포들이 있어서 밖에서부터 들어온 빛을 해석할 수 있다.

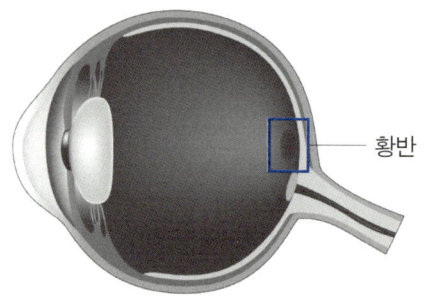

황반

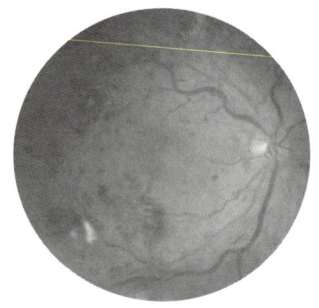

황반

황반은 모든 빛이 모이는 중심이기에 무척이나 중요한 곳인데 크기도 굉장히 작다. 이곳에 조금이라도 변성이 생기게 되면 시력에 치명적인 영향을 끼친다.

사실 변성이라는 것은 황반뿐만이 아니라 인체의 모든 곳에서 일어난다. 피부에서도 변성이 일어나고 뼈에서도 변성이 일어난다. 나이가 들면 노화로 인해 인체의 모든 부위에 변성이 생기는 것이다. 그런데 굳이 황반에만 황반변성이라는 병명을 붙인 이유는 뭘까? 황반은 너무나 예민하고 중요하여 약간의 변성만으로도 치명적인 시력 손상이 오기 때문이다.

변성이 생기는 이유도 역시 영양부족이 원인이다. 황반에 필요한 에너지가 100일 때 장기에서 100을 보내주지 못하면 이때부터 변성이 생기기 시작한다.

예를 들어, 한동안 똑바로 서 있어야 한다고 생각해보자. 처음에 힘이 좋을 때는 똑바로 서 있을 수 있지만 시간이 지나 힘이 빠지면 자세가 삐딱해지면서 변형이 생기게 된다. 황반도 마찬가지다.

녹내장은 영양부족으로 시신경이 죽는 것이고, 황반변성은 영양부족으로 변성이 일어나는 것이다. 이처럼 영양이 부족하면 세포가 죽기도 하고 변성이 생기기도 한다. 부위와 경중이 다를 뿐이다.

영양, 즉 에너지를 가장 많이 운반하는 것은 바로 혈관이다. 황반에서는 에너지가 부족해지면 더 많은 피를 공급받기 위하여 혈관을 넓히고 동시에 새로운 혈관을 만들어낸다. 황반에 신생 혈관이 생기면 조금이라도 더 많은 영양이 공급되어 황반에 있는 세포들이 도움을 받게 된다. 눈 충혈과 같은 황반의 보호작용으로, 황반에 있는 세포를 조금이라도 보존해서 1분이라도 더 시력을 유지하기 위해 혈관을 만드는 것이다.

하지만 황반은 너무나 예민한 곳이기 때문에 이 조그마한 신생혈관도 시력에 치명적인 영향을 끼치게 된다. 고육직책으로 생긴 이 혈관이 시야를 막아버리는 것이다.

신생혈관은 무척 약하다. 영양이 부족해서 긴급히 만든 혈관이 튼튼해봤자 얼마나 튼튼하겠는가? 그래서 더 많은 피를 공급받기 위해 팽창되면 터지기 쉬운데, 이것을 습성 황반변성이라고 한다.

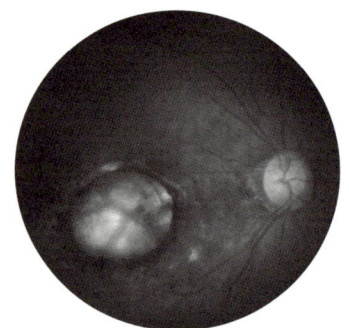

황반변성

습성 황반변성은 바로 실명이 될 수 있기 때문에 가장 위험하다. 신생혈관은 서서히 만들어지기 때문에 황반변성은 천천히 진행되지만 터지는 것은 순식간이어서 습성 황반변성은 특히나 조심해야 한다.

작은 변성에도 치명적인 황반은 사실 변성이 잘 생기지는 않는다. 너무나 중요한 곳이어서 시신경과 마찬가지로 가장 먼저 에너지를 보내주기 때문이다. 이 때문에 변성이 오는 시기 또한 평균적으로 굉장히 늦다. 젊은 사람들에게는 거의 생기지 않고 60~70대 이상이 많이 걸린다.

황반변성에 걸렸을 때, 근본적인 치료는 역시 오장육부를 튼튼하게 하여 황반에 영양을 공급해주는 것이 가장 중요하다. 황반에 영양이 공급되면 황반 자체도 튼튼해지지만 기존 혈관만으로도 충분히 영양이 공급되기 때문에 신생혈관들이 더 이상 생기지 않으며, 생겼던 혈관들도 없어지기 시작한다. 또한 충혈된 혈관이 수축되기 때문에 혈관이 터지지 않는다.

눈에서 영양부족의 시작이 눈 충혈이라면 그 끝은 녹내장과 황반변성이기 때문에 황반변성인 사람들은 거의 대부분 눈이 충혈되어 있다.

따라서 눈 충혈이 왔을 때, 오장육부를 건강하게 관리해서 황반변성으로까지 진행되지 않도록 하는 것이 중요하다.

황반변성 역시 초기에 발견하는 것이 중요한데, 다행히 암슬러 격자(Amsler Grid) 테스트로 진단해볼 수 있는 방법이 있다.

밝은 조명 아래에서 격자무늬 종이를 준비해 30cm 떨어지도록 잡는다. 한쪽 눈을 가리고 중심의 한 점에 초점을 고정해 똑바로 본다. 안경을 쓴 사람은 착용한 채로 본다. 다른 쪽 눈도 반복한다. 다음 네 가지 항목 중 하나라도 해당된다면 황반변성을 의심하고 병원에 가봐야 한다.

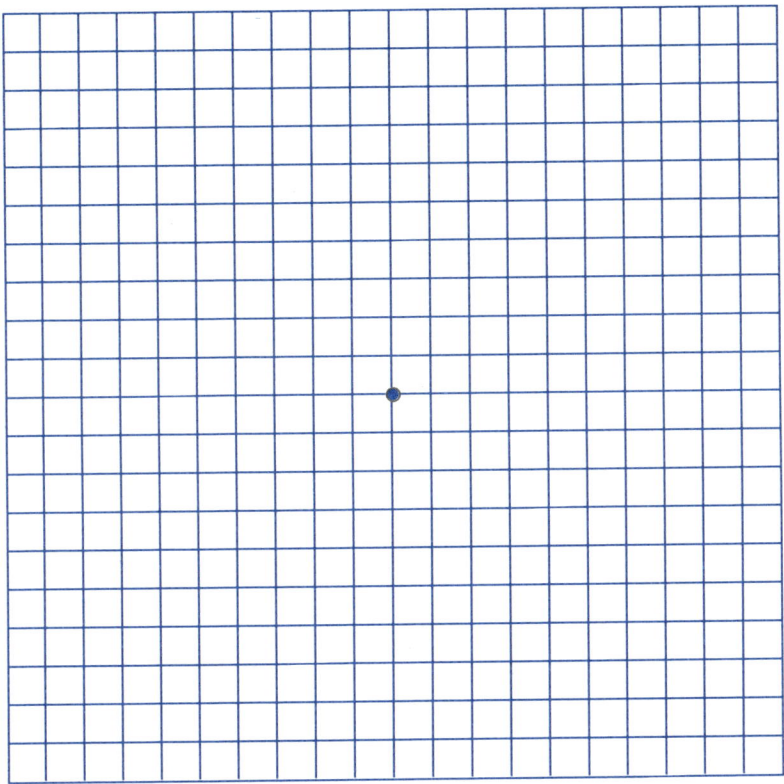

1. 선이 끊겨 보인다.
2. 선이 휘어 보인다.
3. 네모 칸의 크기가 다르게 보인다.
4. 큰 사각형의 네 모퉁이가 잘 보이지 않는다.

황반변성의 가장 큰 원인은 신생혈관이라고 했다. 황반으로 공급되는 피의 질이 나쁘니 양을 많이 늘리기 위해 신생혈관을 만드는 것이다.

에너지는 쉽게 말해 양과 질의 문제다. '에너지의 양이 얼마나 많은가'와 '그 질이 좋은가 나쁜가'가 관건이다. 휘발유에 비유하자면 휘발유의 양이 얼마나 되는지와 그 휘발유의 질이 1등급인지, 3등급인지의 문제인 것이다. 1등급 휘발유 1L로 10km를 간다고 했을 때 4등급 휘발유로 10km를 가기 위해서는 1L 이상이 필요하다. 같은 양의 에너지를 얻기 위해 필요한 연료량은 질에 따라 다른 것이다.

피도 마찬가지다. 피의 질이 좋지 못할수록 황반에 영양이 공급되기 위해서는 더 많은 양의 피가 필요한 것이다. 이를 위해서는 더 많은 혈관이 필요하고 혈관이 넓어져야 하는데 이때 생기는 것이 바로 신생혈관이고, 이 신생혈관 때문에 나타나는 질환이 황반변성이다.

따라서 황반변성을 치료하기 위해서는 먼저 오장육부에서 만들어내는 피를 살펴야 한다. 피 속의 노폐물을 줄여서 질을 좋게 해야 하는데, 이를 위해서는 평소 먹는 음식과 적절한 운동 등 생활습관이 중요하다.

현대의학에서는 망막질환을 어떻게 치료할까?

안압 문제로 녹내장이 와서 안과를 찾으면 안약, 안압하강제, 고삼투압제 등으로 안압을 빠르게 내리는 데 주력한다. 그래야 시신경이 손상되는 것을 막을 수 있기 때문이다. 이미 안압이 올라가버렸다면 레이저로 홍채에 작은 구멍을 뚫어 방수의 순환과 배출을 돕는다. 방수가 시신경을 압박해서 안압이 올라가는 것이기 때문에 배출시키는 것이다. 이러한 시술들은 안압의 상승으로 인한 녹내장에 굉장히 효과적이며 즉각적인 효과를 볼 수 있다.

만약 급성 폐쇄성으로 녹내장이 왔다면 안과를 찾아 수술을 하거나 약물을 투여해 안압을 낮추어야 한다. 양방은 수술을 할 수 있고 즉각적으로 안압을 낮추는 약물이 있기 때문에 안압을 신속하게 조절할 수 있다.

하지만 근본적으로 시신경이나 망막에 영양을 공급해주는 수술이나 시술은 존재하지 않는다. 즉 시신경 자체를 튼튼하게 하는 수술이나 안약은 없는 것이다. 그렇기 때문에 안압의 문제가 아닌데 시신경이 죽는 정상안압 녹내장의 경우에는 별다른 치료법이 없는 것이 사실이다. 또한 눈 위주로 보기 때문에 정확한 원인을 알지 못하는 경우가 대부분이다.

황반변성에 걸린 경우, 양방에서는 황반변성의 진행을 낮추는 것으로 알려진 항산화 비타민제를 복용하게 한다. 또 신생혈관을 제거하기 위해 예전에는 주로 레이저 광응고술, 광학적 요법을 사용했으며 최근에는 항체를 눈에 직접 주사한다. 혈관이 터진 습성 황반변성의 경우에는 혈액을 제거하는 수술을 하기도 한다.

직접적으로 혈관이나 혈액을 제거하거나 억제하는 시술들은 시야에 많은 도움을 줄 수 있는 것이 사실이다. 하지만 황반에 혈관이 생기는 것은 영양부족에 대한 보상작용인데, 이러한 시술은 영양을 공급해주는 것이 아니다. 혈관을 없애버리면 황반은 더욱 영양이 부족해지고, 그 결과 더 적극적으로 신생혈관을 만들려고 한다. 결국 근본적인 영양공급을 통한 치료가 아니기 때문에 여러 부작용과 악순환이 동반될 수 있다. 따라서 이러한 수술은 전문가인 안과의사와 충분히 상의해서 신중하게 결정해야 한다. 이 책을 읽는 독자분들은 무엇보다 황반에 영양을 공급하여 혈관이 생기지 않게 하는 근본적인 치료를 간과하지 않았으면 한다.

사실 양방에서 보는 황반변성의 원인도 한방과 크게 다르지 않다. 양방에서는 나이를 먹으면서 진행되는 노화가 가장 큰 원인이며 흡연이나 스트레스, 잘못된 식습관과 비만, 가족력 등도 원인이 된다고 본다. 나이가 들면서 바르지 못한 식습관과 생활습관으로 인해 몸의 건강을 해치면 눈에 치명적인 영향을 미친다는 것이다.

따라서 꾸준히 치료를 하면서 금연하고 건강한 식생활을 갖는 등의 처방도 함께한다. 결국 양방이나 한방이나 그 표현 방식만 다를 뿐, 오장육부 강화가 우선되어야 눈도 건강해진다는 사실을 강조하고 있다.

COLUMN

한방과 양방은 관점이 다를 뿐이다

한의사와 양의사는 병을 보는 관점에서 상당한 이견이 있다. 심지어 한의사들 사이에서도 동의보감 처방을 잘 쓰는 한의사가 있는가 하면 상한방을 쓰는 한의사, 사상 처방을 쓰는 한의사도 있다. 같은 환자를 보더라도 한의사마다 다른 처방을 사용하는 경우도 있다.

양의사 또한 마찬가지다. 같은 환자를 보더라도 의사마다 처방이 다르게 나올 수 있다. 특히 한방과 양방에서는 병의 원인이나 병명을 다르게 보는 경우가 많다. 이런 현상은 안구질환에서도 다르지 않다.

그렇다면 앞서 보여준 것과 같이 망막질환에 대해 한의사와 양의사가 다른 치료를 하는 것을 어떻게 받아들여야 할까? 누구는 맞고 누구는 틀린 것일까? 나는 그렇게 생각하지 않는다. 각자 관점에 따라 다르게 접근하고, 다르게 해결하려고 하는 것일 뿐이다.

'홍길동'이라는 사람이 있다고 해보자. 이 사람을 알고 있는 사람들에게 홍길동에 대해 말해보라고 하면 똑같은 판단을 내릴 수 있을까? 그렇지 않다. 누군가는 "키가 작고 못생겼다"고 할 수 있고, "착한 사람이다"라고 말하는 사람이 있을 수 있고 "피부가 좋다"라고 말하는 사람이 있을 수 있다. 사람들은 무수히 많은 정보 중에서 자신이 보고 싶거나 관심을 가지거나 알고 있는 사실만을 파악하기 때문이다.

홍길동이라는 사람은 나이, 키, 몸무게, 피부 상태, 발 크기 등 굉장히 많은 정보를 가지고 있다. 그런데 우리는 이렇게 많은 정보를 동시에 파악할 수가 없다. 만약 우리가 이러한 정보를 동시에 파악하려고 한다면 아마도 뇌에 과부하가 걸려 아무것도 할 수 없을 것이다. 이는 엄청난 에너지의 낭비이기 때문에 뇌는 특수한 몇 가지만을 파악한다. 우리는 흔히 어떤 사람에 대해 잘 안다고 생각하지만 사실 그렇지 않다. 그 사람의 많은 정보 중에서 몇 가지만을 파악하고 있을 뿐이다. 문제는 자신이 그 사람에 대해서 모두 파악하고 있다고 착각을 하고 심지어 자신과 다른 모습을 보는 사람을 틀렸다고 말한다. 하지만 이는 틀린 것이 아니라 다른 점을 보는 것일 뿐이다.

사상의학을 창시한 이제마 선생은 인간의 병을 CT나 MRI로 보지 않았다. 대신 사상의학이라는 관점으로 사람을 보고 병을 파악했다. 반대로 CT나 MRI, 혈액형을 확인하는 의사들은 체질을 전혀 보지 않고 병을 치료한다. 그럼 어느 한쪽이 틀린 것일까? 그렇지 않다. CT나 MRI로 파악할 수 있는 정보가 있고 사상의학으로 파악할 수 있는 정보가 있다.

서양의학은 한의학이 보지 못하던 것을 보게 해주고 많은 정보를 알게 해주었다. 하지만 더 많은 정보를 알게 되었다고 하더라도 인간의 모든 정보를 파악한 것은 아니다. 수많은 정보 중에서 일부만을 파악했다는 점에서는 다를 바가 없다. 다른 관점으로 볼 때 그 사람의 또 다른 정보를 파악할 수 있다는 사실을 이해한다면 안구질환을 이해하는데도 더 큰 도움이 될 것이다.

남자 A와 B가 있다. 여자를 볼 때 남자 A는 외모를 중시하고, 남자 B는 성격을 중시한다. 예쁘지만 성격이 좋지 못한 여자 '갑'을 보고 두 남자는 어떻게 생각할까? A는 '갑'이 좋은 여자라고 말할 것이고, B는 좋지 않다고 평가할 것이다. 남자 A는 외모를 중시하기 때문에 여자 '갑'의 외모를 잘 볼 수 있었고, 남자 B는 성격을 중요시하기 때문에 성격을 잘 볼 수 있었다. 한 여자를 두고 전혀 다른 판단을 내렸지만 둘 중에 누가 맞고 틀리다고는 말할 수 없는 것이다. 따라서 자신과 다른 판단을 내린 상대방의 의견을 존중해주어야 한다. 다른 관점에서 자신이 보지 못한 면을 본 것이기 때문이다.

한의학은 안구질환을 볼 때도 양방과는 전혀 다른 방법으로 한다. 음양오행이나 사상의학이 대표적인 것들이다. 전혀 다른 방법으로 보면 평소 보지 못하던 면을 알 수 있게 된다.

양방과 한방 모두 자신의 관점으로 같은 대상의 다른 면을 보고 있을 뿐이다. 어느 것이 옳다거나 나쁘다고 할 수 없다. 그런데 단지 내 관점과 다르다고 배척한다면 앞으로 나아가지 못할 것이다. 내가 보는 것 역시 수많은 정보의 일부일 뿐이다. 이 책은 주로 한의학 관점으로 안구질환에 접근했다. 기존에 주로 양방의 관점에서 눈을 보는 시각이 압도적으로 많기 때문에 좀 다른 관점을 제시하고 싶었다.

물론 이 책의 내용이 안구질환 치료의 모든 것은 아니다. 다른 관점으로 보면 얼마든지 다른 치료법을 찾을 수 있다. 눈이 가진 수많은 정보를 파악하는 방법 중 한 가지일 뿐이다. 그러나 분명한 건 한의학적 관점으로 보았을 때 현대의학이 그동안 보지 못했던 면을 볼 수 있을 것이라는 점이다.

우리나라는 양방과 한방이 서로 공존하고 있다. 하지만 요즘에는 양방은 한방이 틀린 치료라고 배척하고 한방 또한 양방의 치료법이 잘못되었다고 배척한다.

그럴 필요가 전혀 없는데 말이다. 이는 쓸데없는 에너지 낭비이다. 좀 더 넓은 마음을 가지고 상대방의 관점을 이해하려고 노력한다면 인간을 파악하는 방법이 늘어나기 때문에 우리나라 의학이 서양보다 더욱 발전할 것이고 국민들의 건강도 더 좋아질 것이다.

다시 한 번 강조해서 말하지만, 한방도 맞고 양방도 맞다. 서로 다른 점을 보고 있을 뿐이다.

PART 4

◉

눈을 밝히는
오장육부
관리법

1   2주의 기적! 시력을 되찾은 사람들

고령의 노안 환자, 돋보기 없이 신문을 보다!

79세의 신진우 씨는 3년 전까지만 해도 건강에는 자신이 있었다. 당연히 시력도 매우 좋았다. 그러던 그는 75세가 되던 2010년에 갑자기 대상포진에 걸렸고 그 후 오른쪽 눈이 안 보이기 시작했다. 대상포진이 안구까지 번지면서 백내장이 발병한 것이다. 대상포진은 검은 눈동자까지 퍼지면 실명할 정도로 위험하다.

그때부터 마치 안개가 낀 것처럼 뿌옇게 보이기 시작했고 어지럼증도 생겼다. 급격히 떨어진 시력 때문에 신문을 볼 때도 제목만 간신히 읽을 정도였다. 답답해진 진우 씨는 더 잘 보기 위해 나름대로 여러 시도를 해보았다. 그러다 오른쪽 눈을 한 손으로 가리고 봤더니 두 눈으로 보는 것보다 더 잘 보였고, 그때부터 오른쪽 눈을 가리고 보기 시작했다.

하지만 그것도 한계가 있었다. 결국 다시 입원해 치료를 한 뒤부터는 돋보기를 사용하기 시작했다. 이제 돋보기 없이는 일상생활이 힘들게 된 것이다.

실낱같은 희망을 갖고 본원에 내원했을 때 나는 우선 체질 감별을 통해 신진우 씨가 소양인이라는 사실을 확인했다. 그리고는 바로 소양인에 맞는 체질식을 하도록 했다. 찬 성질을 가진 음식들을 많이 권한 것이다. 열대과일인 파인애플, 바나나, 참외 등을 섭취하고 고기를 먹을 때는 찬 성질의 돼지고기를 많이 섭취하도록 했다. 특히 눈에 좋고 찬 성질을 가진 블루베리를 많이 섭취하도록 해서, 진우 씨는 블루베리를 냉동 보관해놓고 식사 후 주스로 한 잔씩 마시는 방법을 취했다.

가장 중요한 것은 밥을 바꾼 것이다. 쌀 대신 팥과 녹두를 섞은 밥을 지어 먹었다. 쌀밥은 따뜻한 성질이라 소양인이 먹으면 별 효과를 기대할 수 없지만 팥과 녹두는 찬 성질을 지니고 있어 열을 내려주고 에너지를 공급하는 효과를 볼 수 있기 때문이다.

또 진우 씨는 평소 신장이 좋지 못했기 때문에 전립선에도 문제가 있었다. 그래서 신장에 좋은 산수유를 챙겨 먹도록 했다.

물론 체질에 맞는 침을 놓고 한약도 먹게 했다. 소양인에게 가장 중요한 수면도 신경 쓰도록 했다. 황금시간인 밤 10시부터 새벽 2시 사이에는 꼭 잠자리에 들도록 생활습관을 개선했다. 이렇게 치료를 한 지 채 일주일이 되지 않았을 때였다. 진우 씨는 놀라운 소식을 전해왔다. 혹시나 하는 마음에 반신반의하며 신문을 봤는데 돋보기 없이 글자가 보인다는 것이었다. 본인이 직접 보면서도 믿을 수 없는 변화였다. 아니나 다를까 2주 후 검사를 해보니 노안 수치가 3.0에서 2.0으로 1.0이나 좋아졌다. 안구 나이가 10년이나 더 젊어진 것이다. 더불어 심각했던 안구건조증도 많이 개선되었다. 눈물막 파괴시간검사를 했을 때 전에는 3~4초 였는데 치료 후 정상수치인 10초가 되었다. 눈물양 측정검사에서도 치료 전에 2mm에서 치료 후 10mm가 되어 정상수치가 되었고 신장이 강화되면서 전립선 장애도 개선되었다. 더불어 변비와 피로감, 어지럼증도 좋아졌다.

무엇보다 생활의 가장 큰 변화는 돋보기가 필요 없어졌다는 것이다. 돋보기를 끼지 않아도 신문의 기사 제목은 물론 가장 작은 크기의 신문기사까지 읽을 수 있게 되었다.

그 후에도 진우 씨는 꾸준한 체질식을 하면서 3개월 후에는 노안 수치가 1.5까지 개선되었다. 눈 나이가 15년 정도 더 젊어진 것이다. 70대의 나이에 노안 수치가 1.5까지 나오는 일은 매우 드물다. 노안은 노화로 나타나는 현상이기 때문에 노안을 치료한다는 것은 곧 젊음을 되찾는다는 뜻이다. 몸의 모든 기능이 10년 젊어진 것으로 봐도 무방한 것이다.

환자들의 검사 항목

노안 시력

노안 시력은 수정체를 얼마나 잘 조절할 수 있느냐를 측정하는 것이다. 노안 시력이 0이면 가장 좋은 것이고 노안일수록 수치가 올라간다. 1.0이 10년 정도의 노화에 해당된다. 2.0이 40대, 3.0이 50대, 4.0이 70대 정도에 해당된다고 보면 된다.

눈물양 측정검사 · 눈물막 파괴시간검사

눈물양 측정검사는 눈물이 얼마나 잘 분비되느냐를 측정하는 것이다. 5분 동안 측정하는데 10~15mm가 정상이다. 너무 적으면 눈이 건조하여 통증을 느끼게 되고 눈물양이 너무 많아도 앞서 눈물흘림증에서 설명하였듯이 좋지 않다.

눈물막은 각막을 코팅하고 있는 지방층이다. 이 윤활유의 질이 좋으면 눈물이 조금만 있어도 뻑뻑하지 않다. 반면 질이 좋지 않으면 눈물막이 쉽게 파괴되어 안구가 건조해진다. 눈물막 파괴시간은 10초 이상이 정상이고 길수록 질이 좋다.

요약하자면 눈물양 측정검사는 눈물의 양, 눈물막 파괴시간검사는 눈물의 질을 측정하는 것이다. 눈물막 파괴시간은 10초 이상이 정상이며 길수록 좋고 눈물양은 10~15mm 정도가 정상이다.

신진우 님의 치료 후 변화

- **진단** : 안구건조증, 노안

- **근거리 교정시력**

3.0	2.0	1.5
	2주 후	3개월 후

  ⇨ 근거리 교정시력 1.0이 좋아졌다는 것은 눈의 나이가 10년 젊어졌다는 것과 같다.

- **안구건조증**

  but 4~5초 → **but 10초 이상**
  BUT : 눈물막 파괴시간 검사   2주 후
  　　(10초 이상이 정상)

  schirmer 25mm → **schirmer 15mm**
  SCHIRMER : 눈물량 측정 검사   2주 후
  　　(10~15mm가 정상)

소양인 신진우 씨의 눈 건강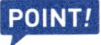

- 녹두와 팥을 섞어 지은 밥을 매끼 먹는다.
- 식후 블루베리주스를 한 잔씩 마신다.
- 산수유차를 수시로 마신다.
- 저녁 10시에는 잠자리에 든다.
- 신장을 비롯해 약화된 장기를 위해 침과 한약을 병행한다.

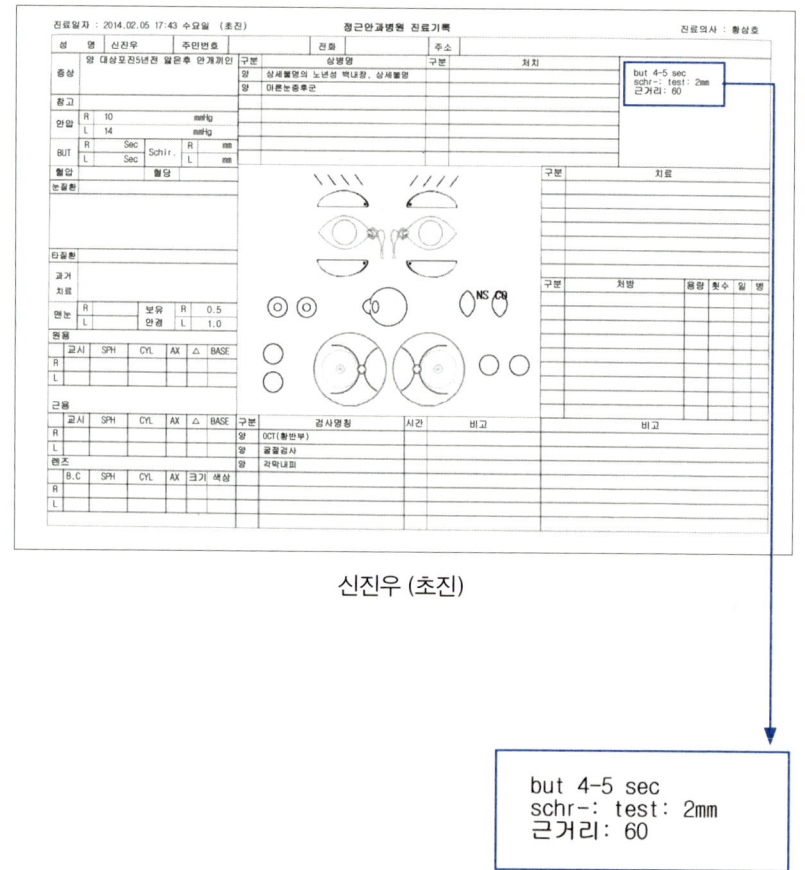

신진우 (초진)

```
but 4-5 sec
schr-: test: 2mm
근거리: 60
```

※ 여기에 소개된 환자분들은 대부분 MBN 엄지의 제왕 "내 눈의 기적"편에 출연했던 분들이다. 방송촬영 당시 치료 효과의 객관적인 입증을 위하여 진단은 평소 환자분들이 자주 가던 안과에서 진행하였다. 그 때 받은 진료 확인서를 첨부한다.

소 견 서						
연번: 29						
성 명	신진우	성 별	남	연 령	76	세
주 소			주민등록번호			
상병부위 및 상 병 명						
발병 (신고) 일시			시		분	
소견서 내용						

2014-2-19 본원 안과 검사상 BUT (눈물막파괴시간) 는 각각 10초 이상으로 정상입니다.
눈물량 검사상 (shirmer test) 양안 각각 10mm 이상으로 정상입니다.

발행일 : 2014-02-19

의료기관명칭 : 당감최안과의원
담 당 의 사 : 면허번호 제 80298 호
의사 정희정   (인)

신진우 (진료 후 검사 결과)

소 견 서

| 원부대조필 인 | |

병록번호: 0740463210
일련번호: 2014-00072

성 명	신진우	성 별	남	주민번호	37	연 령	만 77 세
주 소					전화 :		
질 병 또 는 부 상 명	(H2502)노년성 초기 백내장, 양쪽 (H526)굴절의 기타 장애						
치료 기간	외래 2014 년 05 월 30 일부터 ~ 2014 년 05 월 30 일까지 (1 일간)						
내 용	상기환자는 본원에서 진료결과 나안시력(우안시력 0.4). (좌안시력 0.5) 교정시력 우안 0.5 좌안 0.6입니다. 안경착용을 요합니다. RV= 0.4 (0.5 X PL - 1.00 X 90 ` LV= 0.5 (0.6 X + 0.25 - 0.50 X 90` 　　　ADD + 1.50						
비 고							

위와 같이 소견함.

발 행 일 : 2014년 05월 30일
의료기관명칭 : 부산김안과의원 (직인)
의료기관주소 : 부산 동구 중앙대로 505
전화 및 FAX : (전화) 051-646-5654　　　(FAX) 051-642-3040
면허 번호 : 제　33905　호　　　의사 성명 : 김성두

신진우 (진료 후 노안 시력이 개선됨)

안구건조증으로 일상생활이 불가능했던 청년에게 일어난 마법

함승헌 씨는 안구건조증이 심해서 26세라는 젊은 나이에 노안까지 찾아왔다. 11개의 노안 테스트에서도 8개나 해당되는 심각한 노안이었다.

승헌 씨는 초등학교 3학년 때부터 시력이 급격하게 떨어졌고 21세부터는 안구건조증이 심해지기 시작했다. 안과를 찾아 누점폐쇄술 수술, 즉 눈물이 배출되는 통로를 막아서 안구건조증을 치료하는 수술을 받기도 했지만 증상이 호전되지 않았다.

세수를 하다가도 눈에 수돗물이 들어가면 무척 따갑고 화끈거려서 마치 눈에 염산이 들어간 듯한 통증을 느꼈다. 하루 종일 인공눈물을 달고 살았고, 눈을 감아도 아플 정도였다. 그렇다고 눈을 안 쓸 수는 없으니 괴롭기가 이루 말할 수 없었다. 일상생활이 힘들어서 다니던 학교까지 자퇴하기에 이르렀다. 지난 5년간 외출도 못하고 거의 눈을 감은 채 시체처럼 살았다.

"차라리 죽을병에 걸렸다면 죽으면 그만이지만 이건 정말 괴로워요. 사람들은 속도 모르고 '너는 왜 맨날 집에서 가만히 있느냐'고 핀잔을 주는데 그런 말을 듣는 것도 힘들고요."

울먹이며 고통을 토로하는 승헌 씨를 보니 나도 마음이 아렸다. 한창 에너지가 넘치고 활동적으로 생활할 20대에 예상치 못하게 찾아온 노안이 그의 손발을 꽁꽁 묶어버려 사회생활까지 불가능하게 만들어버렸다. 우울증까지 걸린 건 어찌 보면 너무나 당연한 결과였다.

증상이 이토록 심하다 보니 함승헌 씨는 4년 동안 스테로이드 안약을 사용하고 있었다. 내가 가장 먼저 내린 처방은 2주 동안 안약을 완전히 끊으라는 것이었다. 인공눈물도 되도록 사용하지 않게 했다.

그다음으로는 소양인인 승헌 씨의 체질에 맞는 식이요법을 지도했다. 열이 많은 소양인이라 차가운 성질의 음식을 많이 먹게 한 것이다. 특히 눈에 좋고 차가운 성질을 가진 블루베리를 끼니마다 꼭 함께 먹도록 했다.

또 잠의 황금시간인 밤 10시에서 새벽 2시 사이에 수면을 취하도록 했는데, 이를 위해 승헌 씨는 매일 밤 9시가 되면 어김없이 불을 끄고 잠을 청했다. 운동을 따로 권하지 않은 대신 잠을 많이 자라고 했고, 눈이 아프면 무조건 감으라고 했다. 그는 심각한 근시였는데 안경 도수를 1.0에 맞춰서 끼고 있었다. 이 또한 모양체에서 사용하는 에너지를 증가시키기 때문에 시력이 0.6 정도 나오는 안경으로 바꿔주었다.

승헌 씨는 척추측만증도 있었다. 신장이 좋지 않아서 뼈에 영양 공급이 잘 되지 않았기 때문이다. 그래서 신장을 좋게 하는 침과 한약을 처방했다. 몸속에서 생긴 문제를 치료하는 것이 곧 눈을 치료하는 것이기 때문이다.

"처음에는 솔직히 이렇게 해봤자 무슨 효과가 있을까 싶은 생각이 컸어요. 그런데 점점 눈이 편해지는 것이 느껴졌죠."

그동안 눈에 좋다는 건 안 해본 게 없는데도 별 효과를 거두지 못한 승헌 씨였다. 그런데 식습관을 바꾸고, 잠자는 시간을 바꾸는 것만으로도 이토록 좋아졌다는 사실에 놀라워했다.

실제로 눈물막 파괴시간검사 결과, 전에 3초였던 것이 치료 후 10~11초로 정상수치가 되었다. 눈물양 측정검사에서는 2mm에서 7mm로 늘어났다. 눈에 영양이 공급되면서 안구건조증이 개선된 것이다.

승헌 씨는 2주가 지난 후에도 안약을 사용하지 않고 식단 관리를 했다. 그러자 스스로 느끼기에 더 큰 변화가 나타났다. 참을 수 없던 눈 통증이 사라진 것이다. 통증 때문에 안약 없이는 잠을 자기도 힘들었고, 자다가도 깨서 안약을 넣고 찜질을 했다던 승헌 씨는 치료 후 푹 잘 수 있게 되었다. 잠을 충분히 자니까 몸도 자연히 회복되었다.

"지옥 같은 인생에서 벗어난 기분이에요!"

그러나 아직 다 끝났다고 볼 수는 없다. 승헌 씨는 지난 4년 동안 하루에 서너 번씩 스테로이드 안약을 사용했기 때문에 눈의 노화가 촉진되었다. 물론 의사의 처방을 받아 적정량을 사용했겠지만 너무 오랜 기간 사용하다 보니 오히려 눈을 노화시킨 것이다. 스테로이드 안약은 에너지를 미리 당겨쓰는 것이기 때문에 그 빚을 갚아나가는 치료를 5~6개월은 더 해야 한다. 따라서 더욱 정성을 들여 눈을 회복시킬 필요가 있었다.

그로부터 수개월이 지난 후 현재 승헌 씨는 인공눈물과 안약을 완전히 끊었다. 사회생활을 하는데 지장이 없을 정도로 많이 좋아졌고 이 치료가 인연이 되어 본원에서 아르바이트도 하게 되었다.

함승헌 님의 치료 후 변화

- **진단** : 심한 안구건조증

- **안구건조증**

    but 3초   but 7~9초   but 10~11초

             10일 후   4일 후

    BUT : 눈물막 파괴시간 검사 (10초 이상이 정상)

    schirmer 2mm   schirmer 5mm

    SCHIRMER : 눈물량 측정 검사   10일 후
    (10~15mm 가 정상)

소양인 함승헌 씨의 눈 건강

- 매 끼니에 블루베리를 반찬처럼 함께 먹는다.
- 밤 10시부터 새벽 2시까지는 숙면을 취한다.
- 스테로이드 안약과 인공눈물을 끊고 눈이 아프면 무조건 감는다.
- 약화된 신장을 보강하기 위한 침을 맞고 한약을 복용한다.
- 안경 도수를 0.6 정도 나오는 것으로 교체한다.

돋보기 없이 바늘에 실을 꿰고 백내장까지 치료하다!

74세 배영자 씨는 20년 전 협심증이 왔는데 그때부터 눈이 침침해져서 돋보기를 쓰기 시작했다. 영자 씨는 항상 시야가 뿌옇게 보였다고 한다. 한쪽 눈에서는 자꾸 눈물이 나고 다른 쪽 눈에는 모래가 낀 것 같은 이물감이 지속됐다. 무지개색이 아롱아롱하게 번져 보이기도 하고, 사물이 잘 보이지 않았다. 이런 증상 때문에 속이 울렁거리고 어지럼증까지 생겼다. 책을 조금이라도 읽으면 잠시 누워 있어야 하고, 외출을 하면 바람이 조금만 불어도 눈물이 주룩주룩 흘러서 손수건 없이는 도저히 다닐 수가 없었다. 누가 보면 오해할 정도로 눈물이 많이 흘렀다. 그뿐 아니라 요리를 할 때 김을 쐬기만 해도 눈물이 뚝뚝 떨어졌다.

본원에 내원한 배영자 씨를 진단해보니 태음인이라는 걸 알 수 있었다. 따라서 태음인에게 좋은 음식을 챙겨 먹도록 했다. 특히 눈에 좋은 율무를 현미, 보리와 함께 밥을 지어 먹게 했다. 율무를 삶아서 말린 뒤 갈아서 선식으로 만들고 물에 타서 마셨다. 정말 시도 때도 없이 율무를 섭취했다고 한다. 반찬도 두부, 마, 연뿌리, 호박, 소고기 등 체질에 맞는 음식 위주로 섭취했다.

적당한 운동도 하도록 했다. 태음인은 움직일수록 피가 맑아져서 신진대사가 활발해지고 눈 건강에 도움이 되기 때문이다.

또 태음인은 눈이 아플 때 마사지를 해주면 좋다. 탁한 체질이기 때문에 마사지를 하면 혈액순환이 되고 노폐물을 내보낼 수 있다. 눈 주변을 꾹꾹 눌러주고 아픈 부위는 순환이 막혀 있기 때문에 더 집중적으로 눌러주도록 했다.

이런 노력을 2주간 지속한 뒤 안과에 가서 검사를 받았더니 노안 수치가 3.0에서 2.0으로 좋아졌고, 안구 나이도 10년이나 젊어졌다. 전에 눈물막 파괴시간검사를 했을 때는 3초였는데 치료 후 정상수치인 10초보다 더 좋아진 13초가 되었다. 눈물양 측정검사 역시 전에는 28mm로 정상수치인 10~15mm보다 훨씬 많았지만 치료 후 12mm로 줄어들었다. 시력이 좋아져서 이제 돋보기를 쓰지 않고 작은 바늘에 실을 꿸 정도가 되었다.

뿐만 아니라 20년 전부터 앓던 협심증도 사라졌다. 방광이 좋지 않아 소변을 한 시간에 두세 번씩 볼 정도였던 요실금도 좋아졌다. 체중이 2kg 감소했고, 체력이 훨씬 좋아졌음을 확연히 느꼈다. 전에는 조금만 걸어도 숨이 차서 계단을 오르는 것이 힘들었는데, 치료를 받으면서 어느 순간 병원 계단을 걸어 올라가는데도 숨이 차지 않는다는 것을 깨달았다. 깜짝 놀란 배영자 씨는 '이게 사실인가' 싶어 다시 계단을 내려갔다가 올라와보기도 했다. 그런데 꿈이 아니라 생시였다. 이제 젊은 사람들과 함께 에어로빅을 해도 거뜬하다.

영자 씨는 이후에도 꾸준히 관리를 계속했고, 3개월이 지난 후에는 근거리 시력이 더 좋아져서 1.5가 되었다. 그 결과 전에는 돋보기를 끼고 읽어도 머리가 아프던 책도 이제 돋보기 없이 읽을 수 있게 되었다. 더욱 놀라운 것은 초기 백내장 증상이 사라진 것이다. 2주 후 검사에서도 백내장 증상은 여전했었는데 3개월간 치료를 지속하자 백내장이 자연 치료되었다.

배영자 님의 치료 후 변화

- **진단** : 눈물흘림증, 안구건조증, 노안

- **근거리 교정시력**

3.0	2.5	2.0	1.5
	9일 후	5일 후	3개월 후

- **안구건조증**

but 4~5초	but 5~6초	but 10초 이상
	8일 후	9일 후

BUT : 눈물막 파괴시간 검사 (10초 이상이 정상)

schirmer 28mm		schirmer 12mm
	9일 후	

SCHIRMER : 눈물량 측정 검사
(10~15mm 가 정상)

태음인 배영자 씨의 눈 건강

- 율무, 현미, 보리를 섞어 밥을 지어 먹는다.
- 율무를 선식 혹은 차로 만들어 수시로 마신다.
- 두부, 마, 연뿌리, 호박, 소고기 등 태음인에게 좋은 반찬을 챙긴다.
- 하루 1시간 적당한 운동을 한다.
- 눈이 아프면 눈 주위를 꾹꾹 눌러 마사지한다.

소 견 서 (의료기관제출용)

병록번호 389270
연 번 호 18429   주민등록번호 41

환자주소							
환자성명	배영자	성별	여	생년월일	1941	연령	72
치료기간	2014.01.28 ~ 01.28						
치 료 소 견	상기 환자 본원에서 건성 각막결막염, 눈물샘의 기타장애 진단받은 분으로 BUT 3/3, TM은 low level 측정되며 우안 결막에 focal injection 관찰됩니다. 향후 불편시 경과관찰 예정입니다. ※ 병명이 필요하시면 진단서를 발급 받으시기 바랍니다.						

위와 같이 소견함.

발 행 일 : 2014년 01월 28일
의 료 기 관 : 세광의료재단 성모안과병원
주   소 : 부산시 해운대구 우2동 1078-7
전화 및 FAX : 1600-0775
면 허 번 호 : 제 80750 호   의사성명 : 김호중/안동섭

배영자 (진료 전)

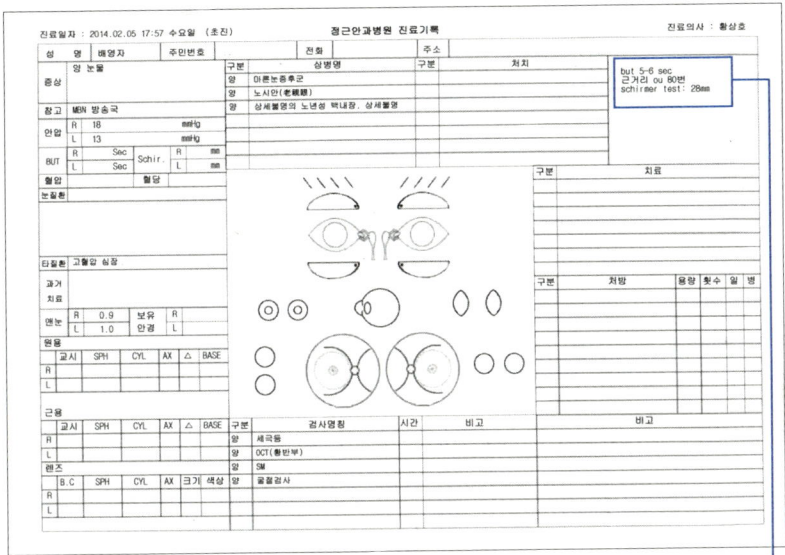

배영자 (초진)

```
but 5-6 sec
근거리 ou 80번
schirmer test: 28mm
```

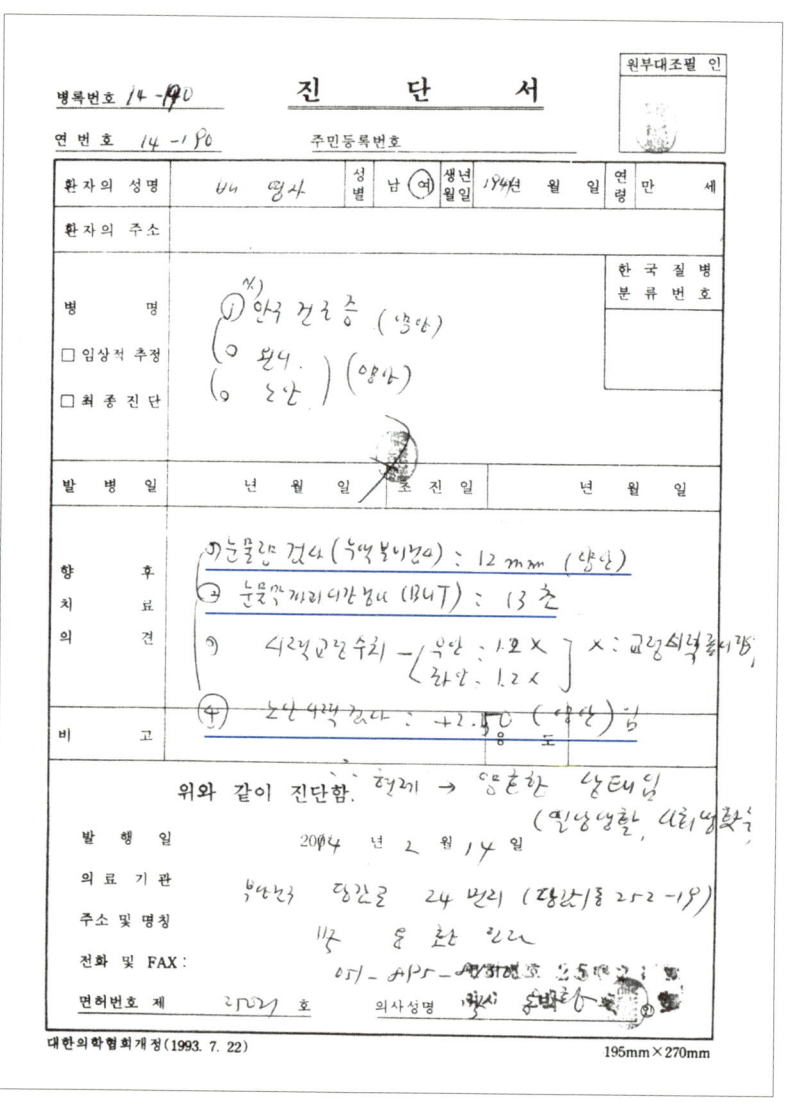

배영자 (진료 후 개선됨)

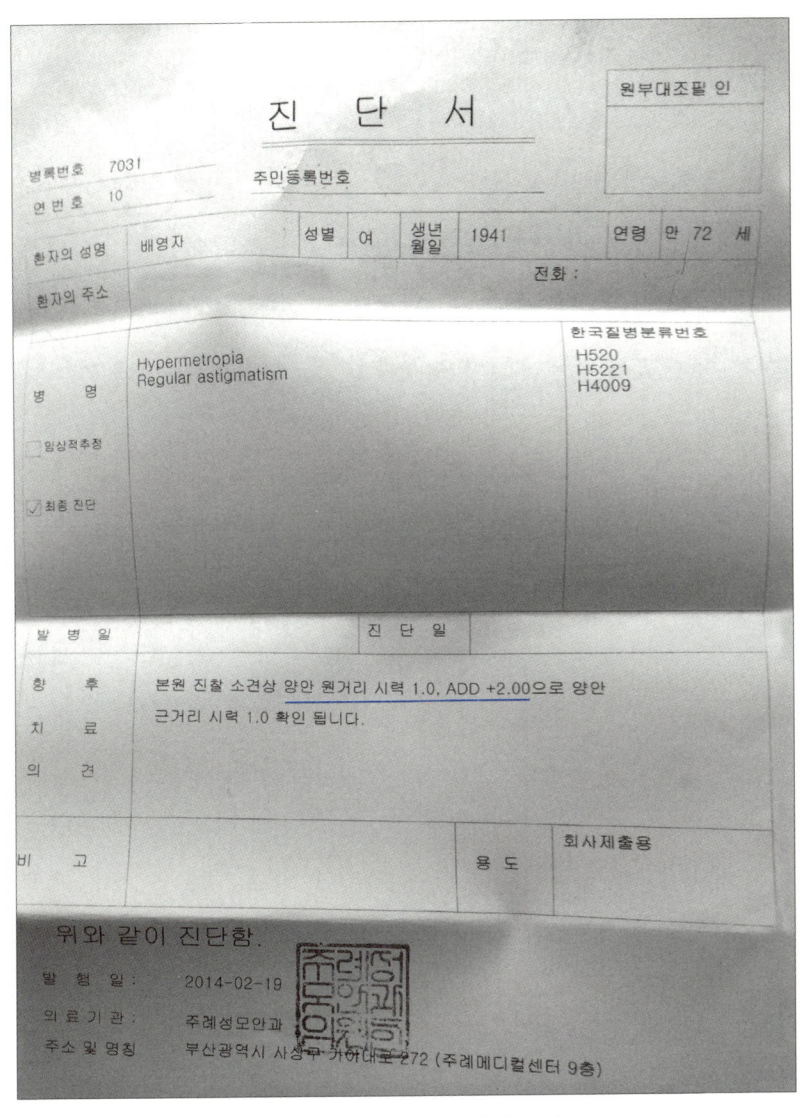

배영자 (노안 시력도 좋아짐)

어두울 때도 잘 보이고 체중감량까지 되다

36세 임호준 씨는 10년 전에 라식수술을 했는데 작년부터 갑자기 눈이 따가운 증상이 시작됐다.

호준 씨는 이른 새벽에 1시간 반 정도의 거리를 운전해서 출근을 한다. 아직 해가 완전히 뜨기 전이라 어두컴컴해서 어두운 옷을 입은 사람은 잘 보이지 않는다고 했다. 검은 아스팔트와 사람이 구분되지 않을 정도여서 사고가 날 뻔한 적도 있었다. 그렇다고 운전을 안 할 수도 없으니 매일 출근길이 조마조마했다.

시간이 지날수록 어두울 때 운전을 하면 표지판이나 신호등도 잘 보이지 않을 정도로 악화되었다. 특히 반대편에서 오는 차의 불빛이나 앞 차의 후미등 때문에 앞이 잘 보이지 않을 정도였다. 이대로 가다가는 실명될지도 모른다는 공포감이 엄습했다.

그래서 호준 씨는 나름대로 많은 노력을 하고 눈에 좋다는 블루베리, 결명자, 레몬, 동충하초도 챙겨 먹었다. 그러나 하루 8시간을 컴퓨터 앞에 앉아서 근무하다 보니 이런 노력도 별 소용이 없었다. 게다가 자신의 몸을 잘 모르고 무분별하게 좋다는 음식을 다 섭취해서 오히려 눈이 더 나빠졌다.

본원을 찾은 임호준 씨를 보니 눈이 극단적으로 피곤한 상태였다. 기관지가 좋지 않았으며 대변이 묽었다.

진단 결과 호준 씨는 태음인으로 판단이 되어 침과 한약을 병행하면서 체질에 맞는 식습관으로 완전히 바꾸게 했다. 율무로 밥을 지어 먹고 도라지를 반찬으로 많이 먹도록 권했다. 탁한 에너지를 배출하기 위해 운동도 열심히 했다. 또 안경을 두 개 사용하도록 했다. 실내에서 일을 하거나 평소 생활할 때에는 0.6 정도 나오는 안경을 사용하도록 하고 야간에 운전할 때만 1.0이 나오는 안경을 사용하도록 했다.

그러자 2주 후 흐릿했던 시야가 많이 개선되었다. 새벽에 운전을 할 때도 어두운 옷을 입은 사람을 구분할 수 있게 되었다. 실제로 안과에서 검사를 해보니 과도하던 눈물양이 줄었고 눈물막 파괴시간은 늘어났다.

눈이 좋아지니 피로한 증상이 사라지고 혈색까지 좋아졌다. 체중 또한 2주 만에 5kg이나 줄었다. 왜 살까지 빠졌을까? 눈이 나빠진 원인과 살이 찐 원인이 같았기 때문이다. 그 원인은 바로 탁한 피에 있다. 피가 탁하면 노폐물이 많이 껴서 살이 쉽게 찌고, 피가 더 탁해지는 악순환이 계속된다. 식습관 개선으로 뿌리를 치료하자 두 증상이 동시에 개선된 것이다.

임호준 님의 치료 후 변화

- **진단** : 눈물흘림증, 안구건조증, 눈 충혈

- **안구건조증**

but 5초	but 7초	but 7~9초
	8일 후	8일 후

BUT : 눈물막 파괴시간 검사 (10초 이상이 정상)

schirmer 30~32mm	schirmer 26~27mm	schirmer 20mm
	8일 후	8일 후

SCHIRMER : 눈물량 측정 검사 (10~15mm 가 정상)

태음인 임호준 씨의 눈 건강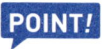

- 율무로 밥을 지어 먹는다.
- 반찬으로 도라지를 많이 먹는다.
- 하루 1시간 이상 운동을 한다.
- 실내에서 일을 할 때와 야외에서 운전할 때 다른 도수의 안경을 착용한다.

소 견 서

연번: 52

성 명	임호준	성 별	남	연 령	35 세
주 소			주민등록번호		
상병부위 및 상병명	건성 각막결막염				
발병(신고) 일시			시 분		
소견서 내용	검사결과 소견서				

```
2014-02-03   BUT 5/5 sec   Schirmer I: 30/32 mm  (우/좌)
2014-02-11   BUT 7/7 sec   Schirmer I: 26/27 mm  (우/좌)
2014-02-19   BUT 7/9 sec   Schirmer I: 20/20 mm  (우/좌)
```

발행일 : 2015-07-03

의료기관명칭 : 용원성모안과의원
담 당 의 사 : 면허번호 제   76578   호
　　　　　　　　의사 변석호

임호준 (진료 후 개선됨)

앓고 있던 여러 각막질환이 한꺼번에 치료되다

60세 안필화 씨는 안구건조증이 심했다. 그러다 보니 눈의 피로를 많이 느끼고 통증도 심했으며 충혈도 자주 발생했다. 각막에 면역력이 떨어져 있기 때문에 각막에 염증도 많았다.

필화 씨는 40대 초반에 위암 수술을 하고 항암제를 11번이나 투여했다고 한다. 그 뒤에도 두 번이나 큰 수술을 받았다. 그렇게 40대를 투병으로 보내고 나니 50대가 되어 갑자기 안구건조증이 찾아왔다. 수술과 항암제로 인해 장기가 약해졌고 그 결과가 눈으로 고스란히 나타난 것이다.

안필화 씨는 약한 자극에도 눈에 통증을 느껴 괴로워했다. 직업이 택시 기사라서 운전을 많이 하는데 바람을 쐬면 눈을 뜨지 못해서 창문을 열 수가 없었다. 밤에는 불빛을 보면 눈이 너무 시려서 수시로 눈을 비비다 보니, 눈이 항상 충혈되어 있고 피곤했다. 이것이 지속되어 이제는 밤에 자고 일어나도 눈 충혈이 사라지지 않았다. 뿐만 아니라 배가 자주 아프고 불안 증세와 어지럼증까지 있었다.

안필화 씨는 태음인이어서 율무를 꼭 섭취하도록 했다. 현미와 율무를 섞어 밥을 지어 먹고 볶은 율무로 차를 우려내 마셨다. 눈이 건조하니 수분 공급을 위해 물을 섭취해야 하는데, 물 대신 율무 물을 수시로 마셨고 칡차도 많이 마셨다. 그렇게

10일째가 되던 날 필화 씨가 의아한 듯이 물었다.

"식이요법을 하면 눈도 밝아지나요? 제가 컨디션이 좋아서 그런 걸까요?"

흐릿했던 눈이 밝아졌음을 느꼈다는 것이다. 체질식을 한 결과였다. 예상대로 14일 후 눈물막 파괴시간검사를 해보니, 4초에서 9초로 늘어 정상수치인 10초에 거의 가까워졌다. 통증도 사라지고 안구건조증이 개선되었다. 눈으로 가는 피의 질이 좋지 않아서 생긴 충혈도 많이 좋아졌다. 2주간의 식이요법으로 피가 맑아졌기 때문에 눈에서 확장되었던 혈관이 다시 줄어든 것이다.

또 전에는 손과 발, 뒤꿈치가 말라서 갈라질 정도로 신체가 건조한 상태였는데, 치료를 받으면서 조금만 걸어도 땀이 나고 눈이 촉촉해지는 것을 느꼈다고 한다.

안필화 님의 치료 후 변화

- **진단** : 심한 안구건조증, 눈 충혈

- **안구건조증**

but 4초	but 6~7초	but 9초
	2일 후	1주 후

  BUT : 눈물막 파괴시간 검사 (10초 이상이 정상)

schirmer 5~7mm	schirmer 5mm	schirmer 9mm
	2일 후	1주 후

  SCHIRMER : 눈물량 측정 검사 (10~15mm 가 정상)

태음인 안필화 씨의 눈 건강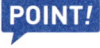

- 현미와 율무를 섞어 밥을 지어 먹는다.
- 율무를 우린 차와 칡차를 수시로 마신다.

안구건조증이 사라지고 군살까지 빠지다

　41세 김옥순 씨 역시 라식수술을 한 후 안구건조증에 시달렸다. 바람만 불어도 눈을 뜰 수 없을 정도로 시렸다. 온풍기나 에어컨을 켜놓으면 눈이 말할 수 없이 뻑뻑해졌다. 눈을 자꾸 비비다 보니 눈 충혈이 심해졌고 사람들이 눈병으로 오해할 정도였다. 몸이 피곤하면 눈부터 가장 먼저 피로해졌다. 그럴 때마다 집에서 가만히 누워 있는 수밖에 없었다.

　눈이 건조하다 보니 피부까지도 건조해진 것 같은 느낌을 받았다. 그래서 집 안에 항상 어항과 물에 적신 숯을 비치해서 건조함을 줄여보려고 노력했다. 먹는 것 또한 유기농만 찾아 먹고 좋은 것을 먹으려고 애썼다. 그러나 좋은 음식이라도 옥순 씨에게는 맞지 않았기에 갖은 노력에도 불구하고 안구건조증은 전혀 개선될 기미가 보이지 않았다.

　옥순 씨는 태음인의 체질을 갖고 있었다. 따라서 2주간 체질에 맞는 음식을 먹기 시작했다. 특히 볶은 율무를 가루로 만든 다음 저지방 우유에 타서 하루에 두 번 마셨다. 허기질 때마다 이 율무 선식을 마셨다.

　2주 후 옥순 씨는 마침내 기적 같은 변화를 맛봤다. 눈물막 파괴시간검사에서 3초보다 늘어난 7초가 나왔다. 눈이 건조하고 시린 느낌도 사라졌다. 게다가 체질식을 한 지 3일 만에

2kg이 감량되었고 2주 동안 총 2.5kg이 빠졌다. 옥순 씨는 운동도 열심히 해서 더 효과가 좋았고 율무 선식을 마시면서 군것질을 줄인 덕분이었다.

"주위 사람들이 군살만 빠진 것 같다고 하더라고요. 저희 남편도 원장님께 감사하대요."

눈이 좋아졌을 뿐 아니라 체중감량이라는 뜻밖의 보너스를 얻었으니 옥순 씨는 날아갈 듯 기뻐했다.

김옥순 님의 치료 후 변화

- **진단** : 심한 안구건조증

- **안구건조증**

  but 3초   but 7초

  2주 후

  BUT : 눈물막 파괴시간 검사 (10초 이상이 정상)

  schirmer 25mm   schirmer 15mm

  2주 후

  SCHIRMER : 눈물량 측정 검사 (10~15mm 가 정상)

태음인 김옥순 씨의 눈 건강

- 율무가루를 저지방 우유에 타서 하루 2번 간식으로 마신다.
- 매일 유산소운동을 한다.

4년간의 녹내장이 3개월 만에 호전되다

　55세 여성 최희선 씨는 4년간 녹내장을 앓아오고 있었다. 아직 시력을 잃을 정도는 아니었지만, 시신경이 반 이상 죽어 있었고 시야가 무척 좁아진 상태였다. 시신경이 죽기 시작하면 먼저 시야가 좁아져서 양 측면이 잘 보이지 않게 된다.

　희선 씨는 망막에 질환이 생긴 상태였기 때문에 망막보다 앞에 있는 수정체, 각막 역시 나빠져 있었다. 안구건조증은 물론 난시와 노안이 심했고 눈이 몹시 피로한 상태였다.

　최후의 보루라고 할 수 있는 망막에까지 질환이 왔다면 오장육부의 건강이 악화된 것임이 분명했다. 아니나 다를까 환자는 안구질환뿐 아니라 몸 구석구석 안 좋은 곳이 너무나 많았다.

　일단 소화가 잘 되지 않고 만성피로가 있었으며 허리도 좋지 않았다. 어지러운 증세가 심했고 가래가 심하게 생긴다고 했다. 또 귀에서 소리가 나는 이명 증상과 심장이 두근거리는 증상도 있었다. 장이 좋지 않아서 항상 변비에 시달렸고 자다가도 소변이 마려워서 두 번 정도는 일어나야 했다. 입이 자주 마르기도 했다.

　최희선 씨의 체질은 소양인이었다. 또한 기본적으로 신장이 좋지 않았다. 신장은 열을 내리는 역할을 하는 기관인데 신장이 좋지 않으니 몸에 열이 더 많아진 것이었다. 그중 위에 열이 많아서 소화가 잘 되지 않았다.

소양인은 소화가 잘 된다고 하지만 사실 소화가 잘 안 되는 소양인도 많다. 소화가 안 되기 때문에 영양분이 잘 흡수되지 않아서 몸의 기관들도 충분한 영양분을 공급받기 힘든 것이다. 그 결과 이명과 소변을 자주 보는 증상도 생겼다. 폐에 열이 많아서 가래가 자주 생기고 장에도 열이 많아서 변비가 생긴 것이었다. 또한 심장에도 열이 많아서 가슴이 두근거리는 증상이 생겼고 전체적으로 영양이 부족하기 때문에 어지럼증이 있었다.

이처럼 모든 증상에는 유기적으로 얽힌 인과관계가 있다.

희선 씨는 멀리서 내원했기 때문에 침을 자주 맞기는 어려웠다. 그래서 침은 오장육부를 보강하는 것으로 두 번만 시술했고 한약과 식이요법을 위주로 치료를 했다.

소양인에게 좋은 음식을 챙겨 먹도록 했는데, 특히 딸기류의 과일을 많이 섭취하도록 권했다. 딸기류는 소화가 안 되는 소양인에게 좋은 식품이다. 환자는 아침에는 딸기, 블루베리 등을 넣어 주스로 만들어 마셨고 간식으로도 딸기류를 섭취했다. 또 열을 내리는 산수유로 차를 만들어 수시로 복용했다. 산수유 성분은 내가 처방한 한약에도 역시 들어 있었다.

희선 씨는 하체가 많이 가늘어진 상태였기 때문에 운동은 하체운동 위주로 하게 했다. 또 안약을 끊고 눈이 아프면 감도록 했다.

망막질환에 걸렸다면 조급하게 생각해서는 안 된다. 심각한 질환인 만큼 치료에도 시간이 걸리기 때문이다. 수십 년간 나빠진 몸이 하루아침에 좋아질 수는 없는 것이다.

3개월이 지나자 희선 씨는 마침내 눈이 전반적으로 좋아졌다는 것을 느꼈고 시야가 환해진 느낌도 들었다.

시야가 넓어졌기 때문에 환한 느낌이 든 것이었다. 노안도 좋아졌으며 눈의 피로도 줄었다고 했다. 희선 씨는 평소 책을 좋아했는데 이제 오랫동안 책을 봐도 쉽게 피로해지지 않는다고 했다. 그 외의 가래, 소화불량, 변비 등 몸의 증상들도 호전되기 시작했다. 다시 안과에 가서 진단을 받도록 했는데, 25 정도로 높았던 안압이 정상수치인 13으로 돌아와 있었다. 희선 씨는 다행히 시신경이 다 죽지는 않았기 때문에 호전될 수 있었다. 시신경은 중요하기 때문에 여유분을 가지고 있다. 이미 죽은 시신경을 살리진 못하지만 남아 있는 시신경을 강화할 수는 있기 때문에 식이요법을 비롯한 여러 노력으로 남은 시신경들이 튼튼해져서 제 역할을 할 수 있었던 것이다.

최희선 님의 치료 후 변화

- **진단** : 녹내장

- **안압 25에서 13으로 회복**

소양인 최희선 씨의 눈 건강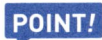

- 매일 아침 딸기류를 넣은 주스를 만들어 마시고 간식으로도 섭취한다.
- 산수유로 차를 만들어 마신다.
- 일주일에 3번 이상 하체 위주의 운동을 한다.
- 블루베리를 꾸준히 섭취한다.

오장육부를 치료하면 오장육부가 눈을 치료한다

앞의 환자들 외에도 많은 사람들이 안구질환으로 고통받다가 오장육부를 건강하게 하는 치료만으로 개선되었다. 특히 각막과 수정체에 관련된 비교적 가벼운 질환들은 극적인 회복을 보였다. 치료할 수 없다고 여기던 노안이 마술처럼 개선되는 것을 보고 가장 놀란 것은 환자 자신들이었다. 몇 주 전까지만 해도 전혀 보이지 않던 작은 글씨들이 멀쩡하게 보이니 얼마나 놀라웠겠는가! 스스로 보면서도 믿을 수 없다고 했다.

내가 무슨 마법을 부린 것이 아니다. 나는 눈을 치료한 것이 아니라 장기를 치료했을 뿐이다. 뿌리를 치료했더니 수많은 가지 중 하나인 눈이 개선된 것이다. 다시 말해, 몸의 뿌리인 오장육부의 건강을 회복시켜서 오장육부가 눈을 치료하게끔 했다. 엄밀히 말해 눈을 치료한 것은 환자들의 오장육부, 즉 환자들 자신이었다.

나는 다만 '오장육부를 치료하면 오장육부가 눈을 치료한다'는 에너지의 흐름을 이해하고 있었고, 그 원리를 적용했을 뿐이다. 장기가 개선되고 몸이 건강해지면 눈으로 가는 혈액량이 증가한다. 그러면 가장 먼저 안구건조증이 개선되고 수정체의 근육이 강화된다. 그래서 가까이 있는 물체를 볼 수 있게 된 것이다.

뿌리를 치료하여 여러 가지가 동시에 좋아진 것은 너무나 당연한 일이다. 만약 눈만 치료했다면 다른 건강의 문제까지 개선하진 못했을 것이다. 하지만 이 환자들은 눈이 좋아진 건 물론이고, 그동안 문제가 있었던 여러 부위가 함께 개선되었다. 일석이조, 일석삼조는 결코 어려운 일이 아니다. 이것은 오히려 자연스러운 우리 몸의 원리다.

2 식습관을 바꿔야 눈이 밝아진다

과연 음식으로 눈이 좋아질 수 있을까?

시신경을 튼튼하게 하는 약은 아직까지 개발되지 못했다. 그런데 시신경이 죽어서 결국엔 실명이 되는 녹내장 같은 병이 과연 음식으로 좋아질 수 있을까?

정답부터 말하면 100% 가능하다. 왜냐하면 우리 눈이 그렇게 만들어져 있기 때문이다.

대부분의 사람들은 평생 동안 실명이나 심각한 안구질환에 걸리지 않고 두 눈을 사용한다. 실명이 되는 경우는 극히 드물다.

눈은 엄청나게 많은 에너지를 소모하는 기관이어서 눈에 잠시라도 영양이 공급되지 못하면 우리는 사물을 제대로 볼 수가 없다. 여러분이 지금 이 책을 볼 수 있는 이유는 눈에 영양이 공급되고 있기 때문이다. 그렇다면 이러한 영양분은 과연 어디에서 오는 것일까? 모두 여러분이 호흡하는 공기와 평소 먹는 음식에서 얻는 것이다. 우리가 먹는 음식에는 망막, 시신경, 각막, 수정체, 모양체에 필요한 영양분이 모두 들어 있다는 말이다. 그렇기 때문에 우리는 지금 사물을 볼 수 있다.

우리가 흔히 먹는 음식에는 눈에 필요한 모든 영양소가 들어 있어서 이를 잘 섭취하면 따로 약이 필요 없다. 그렇다면 이처럼 눈에 좋은 음식들이 우연히 자연에 존재하는 것일까?

예를 들어, 율무는 태음인의 노안이나 녹내장에 효과가 있는데, 율무가 존재하는 이유는 태음인의 눈을 치료하기 위해서일까?

그렇지 않다. 눈에 좋은 영양분이 자연계에 우연하게 존재할 확률은 거의 없다. 그렇다면 어떻게 우리 눈에 필요한 영양분이 모두 자연에 존재할까?

그것은 눈이 자연에 맞게끔, 자연에 있는 음식물에서 영양을 흡수하도록 만들어졌기 때문이다. 자연이 눈에 맞게 만들어지는 것이 아니라 우리의 눈이 지구라는 환경에 맞게 만들어지는 것이다. 그래야 이 지구에서 살 수 있기 때문이다. 만약 어떤 사람의 눈이 지구에 맞지 않게끔, 즉 자연에서 필요한 영양을 찾을 수 없게 만들어졌다면 그 사람은 태어나서 얼마 되지 않아 실명하고 말았을 것이다.

여러분이 태어나서 바로 실명되지 않고 눈을 계속 사용하고 있는 것이 바로 자연이 여러분의 눈을 치료할 수 있다는 가장 강력한 증거이다.

만약 여러분의 눈에 어떠한 영양분이 필요하다면 그 영양분은 반드시 자연에 존재한다. 즉 자연에는 정답이 존재하기 때문에 우리는 그것을 찾기만 하면 된다. 우리 인간은 자연의 지배자가 아니라 자연의 일부라는 것을 생각하자.

내 몸에 맞아야 좋은 음식이다

지금까지 계속 강조했듯이 눈을 치료하기 위해 눈만 들여다보는 것은 별 의미가 없다. 눈에만 특별한 시술을 하거나 침을 놓아 질환을 개선하는 비법은 없다. 아무리 좋은 눈 영양제를 먹어도 오장육부가 약하면 소용이 없다. 음식을 먹으면 바로 눈으로 가는 게 아니기 때문이다. 음식이 에너지의 재료라면 오장육부는 그 재료로 에너지를 만들어 내는 공장이라고 할 수 있다. 따라서 아무리 재료가 좋아도 공장이 제대로 돌아가지 않으면 영양소를 잘 뽑아낼 수 없는 것이다.

오장육부를 좋게 만드는 방법은 동시에 눈을 좋게 하는 방법이다. 그렇다면 어떻게 오장육부를 튼튼하게 만들 수 있을까? 나는 오장육부를 좋아지게 하는 가장 좋은 방법을 사상의학에서 찾는다. 수많은 환자들을 치료해본 결과, 사상의학에서 말하는 체질에 따른 식습관을 통한 치료가 가장 탁월한 효과를 나타냈기 때문이다.

안구질환으로 고통받아 찾아온 환자들을 보면 그동안 눈에 좋다는 것은 안 해본 것 없이 다 해본 사람들이 대부분이다. 병원에 가도 뾰족한 수를 찾을 수 없는 경우가 많아 더더욱 혼자 고군분투하게 되는 것이다. 눈에 좋다는 음식은 모조리 구해서 먹는데도 차도가 없으니 여간 답답한 일이 아니다. 그런 환자들을 보면서 참 안타까웠다. 아무리 눈에 좋다는 음식을 먹어도 자신의 체질에 맞지 않으면 오히려 독이 되기 때문이다. 보통 사람들은 당근, 율무, 블루베리 등이 눈에 좋다고 하면 그것만 찾아 먹는다. 물론 그런 음식들이 눈에 좋은 것은 사실이다. 식품의 성분을 알고 어디에 좋은지 지식을 갖추는 것은 좋다. 하지만 아무리 눈에 좋다고 해도 자신의 체질에 맞지 않으면 오히려 위험할 수 있다는 것을 알아야 한다.

사람들은 누군가 뭔가를 먹고 눈이 좋아졌다는 얘기를 들으면 금방 따라서 한다. 하지만 그렇게 해서 좋아지는 사람도 있고 나빠지는 사람도 있다.

"제 친구는 당근을 꾸준히 먹고 노안이 좋아졌다더라고요. 저도 그렇게 했는데 왜 전 아무 효과가 없죠?"

이유는 체질이 다르기 때문이다. 다행히 그 사람과 체질이 같았다면 효과를 봤겠지만 다른 체질을 갖고 있었던 것이다. 당근은 몸을 뜨겁게 하는 음식인데 몸이 차서 눈이 나쁜 사람도 있고 몸에 열이 많아서 눈이 나쁜 사람도 있다. 만약 몸이 차서 눈이 안 좋은 사람이 몸을 따뜻하게 하는 당근을 먹으면 몸이 따뜻해지면서 눈이 좋아질 것이다. 하지만 몸에 열이 많아서 눈이 안 좋은 사람이 몸에 열을 내게 하는 당근을 먹으면 열이 더 생겨서 눈이 더 나빠지게 된다. 그래서 당근은 사람에 따라 눈에 좋을 수도 있고 오히려 눈에 더 좋지 않을 수도 있다.

다른 음식들 또한 마찬가지이다. 즉 음식을 먹을 때는 그 음식의 성질과 음식을 먹는 사람의 성질을 모두 알고 있어야 한다. 만약 음식만 알고 사람을 알지 못하거나 사람은 알지만 음식을 알지 못한다면 아무 의미가 없는 것이다. 음식을 먹을 때는 이 음식이 나의 체질에 맞는지, 나의 단점을 보충해줄 수 있는지를 알아야 한다. 그렇지 않다면 오히려 그 음식은 나의 약한 부위를 파괴하는 독이 될 것이다.

체질을 안다는 것은 나에게 부족한 에너지를 아는 것

자연은 모두 어느 한쪽으로 치우쳐 있다. 불이 있으면 물이 있고, 빛이 있으면 어둠이 있듯이 뜨거운 게 있으면 차가운 게 있다. 우리 몸도 자연의 일부이기에 마찬가지다. 양과 음, 열과 냉이라는 반대의 성질들은 우리 몸속에서 절대 균형을 이룰 수는 없다. 우리 몸의 에너지는 하나가 커지면 다른 하나가 작아지게 만들어져 있어서 반드시 어느 한쪽이 더 강하기 마련이다.

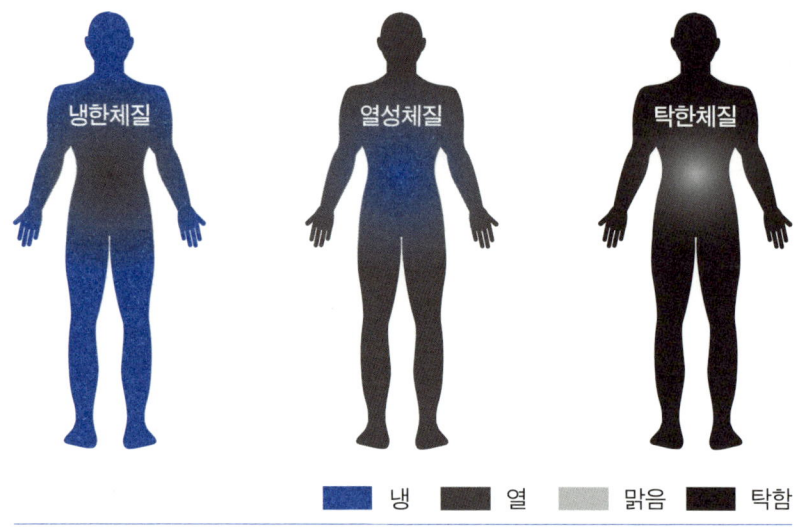

　우리가 먹는 식재료들 역시 자연으로부터 온 것이라 모든 식품은 한쪽으로 치우쳐 있다. 당근은 뜨겁고 블루베리는 차가운 성질을 가지고 있듯이 모든 성질을 균등하게 가지고 있는 음식은 없기 때문에 모든 사람에게 좋은 음식이란 존재하지 않는다. 냉한 성질을 가진 사람이 뜨거운 성질을 가진 음식을 섭취하면, 신체의 성향을 조금 더 균형 있게 만들어줄 것이다. 반면 같은 음식을 열이 많은 사람이 섭취하면 뜨거운 성질 더욱 강해져서 심한 불균형을 초래한다.

　이런 자연의 섭리를 이용한 것이 사상의학에서 말하는 체질식이다. 세상에는 무수히 많은 종류의 에너지가 존재한다. 사람도 마찬가지로 각기 다른 에너지를 가지고 있다. 사상의학에서는 이를 네 가지 체질로 단순화시켰다. '어떻게 사람을 네 가지 체질로만 분류할 수 있느냐'고 묻는 사람이 있다. 그러나 각자 다른 사람들 중에서도 공통된 특성과 에너지가 있어 치료하기 좋도록 네 가지로 나눈 것이다.

네 가지 체질은 모두 익히 들어 알고 있을 것이다. 바로 태양인, 태음인, 소양인, 소음인이다. 오장육부의 크고 작음, 뜨겁고 찬 성질, 맑고 탁함에 따라 네 가지로 나눈 것이다. 열이 많은 소양인이 산삼이나 인삼을 먹는 것은 독을 먹는 것과 같다. 몸에서 상대적으로 부족한 차가운 에너지가 더욱 감소되기 때문이다. 즉 소양인에게 인삼은 부족한 차가운 에너지를 더 없애는 음식인 것이다. 반대로 차가운 체질인 소음인은 뜨거운 에너지가 부족하다. 소음인은 돼지고기를 먹으면 몸이 더 차가워져서 힘이 빠진다. 의욕이 없어지고, 소화도 안 되고 누워서 자고 싶어진다.

만약 어느 소양인이 뜨거운 에너지와 차가운 에너지를 7대 3의 비율로 가지고 있다고 해보자. 이런 사람이 보양식이나 인삼 같은 뜨거운 성질의 음식을 먹으면 뜨거운 에너지가 더 늘고 차가운 에너지가 줄어들어 8대 2가 될 것이다. 그러면 몸은 더 나빠진다. 그리고 차가운 에너지를 다 쓰는 순간, 목숨이 다

할 것이다. 차가운 에너지와 열에너지를 같은 비율로 쓴다고 했을 때 차가운 에너지 2, 열에너지 2를 쓰는 순간 죽음이 찾아온다. 남아 있는 열에너지 6은 사용도 못해보고 죽는 것이다. 따라서 에너지의 균형이 가장 중요한데, 이를 다른 말로는 중용이라고도 한다.

체질을 안다는 것은 내 몸의 성질이 어디로 기울어져 있는지를 안다는 것이다. 그것을 알면 내 체질에 딱 맞는 에너지를 줄 수 있고 약해진 쪽을 보강하여 최대한 균형을 맞출 수 있다. 균형이 맞을수록 우리 몸은 에너지를 효율적으로 사용할 수 있다.

또한 이것은 곧 내 몸에서 가장 부족한 에너지를 알아낸다는 말이다. 내 몸에서 가장 부족한 에너지를 아는 것이 왜 중요할까? 가장 부족한 에너지가 나의 수명과 건강을 결정하기 때문이다.

예를 들어, 심장과 폐가 아무리 튼튼해도 신장의 기능이 멈추면 생을 유지할 수 없다. 신장, 폐, 심장이 아무리 튼튼해도 간 기능이 멈춘다면 이 역시도 삶을 유지할 수가 없다. 즉 가장 약한 장기의 수명이 다하는 순간 다른 장기가 아무리 강해도 소용이 없는 것이다.

따라서 내 몸에서 약한 장기가 나의 수명을 결정한다. 체질식이란 내 몸에서 가장 약한 장기를 찾아내서 그것을 보호하고 보충해주는 방법이다.

체질을 어떻게 확인할 수 있을까?

한때 사상의학 열풍이 불었던 적이 있다. 그때 한 방송에서 사상의학의 허점을 밝히려는 시도를 한 적이 있다. 이 방송에서는 체질을 알아보기 위해 한 사람을 사상의학으로 유명한 한의원 세 곳에 보냈다. 그런데 세 곳 모두 다른 체질로 감별했다. 세 한의원 중 한 곳만 맞춘 것이고 두 곳은 틀린 것이다.

그럼 사상의학이 잘못된 것일까? 아니다. 사상의학과 체질은 분명히 존재한다. 문제는 사상의학이 아니라 체질을 잘못 판단하는 한의사들이다. 텔레비전에서는 사람을 보자마자 '당신은 무슨 체질이다'라고 단언하거나 오링 테스트 등으로 간단히 체질을 진단하는 한의사들이 종종 나온다. 이 때문에 사람들은 한의사가 바로 체질을 알 수 있을 거라고 생각한다. 그러나 이는 대단히 큰 착각이다. 어느 누구도 체질을 곧바로 알 수가 없기 때문이다. 사상의학의 창시자인 이제마 선생도 사람의 체질을 판단하는 데 많은 시간이 걸렸는데 다음과 같은 일화가 있다.

이제마 선생도 체질을 감별하는 일에 고심했던 일이 많았으니, 한번은 15~16세 처녀가 찾아왔는데 코피를 자주 쏟는 일이 있으므로 이를 고치기 위함이었다. 아무리 보아도 체질을 알 수 없어 이 처녀를 데리고 5리나 되는 길을 걸으며 걸음걸이와 행동을 살핀 뒤에야 태양인임을 알았다고 한다. 다음 코피가 나오거든 갈대 뿌리를 달여 먹으라고 일러 보냈다. 이제마 선생은 이 처녀가 시집을 가더라도 자식이 귀할 것이라고 말했는데 정말 자식이 없었다고 한다. 이는 그 처녀가 늙어서 노파가 되었을 때 직접 들은 말이다.

 암이 의심된다고 양의사 만난 지 10분 만에 암인지 아닌지 알려달라고 하는 환자는 없을 것이다. 혈액검사나 내시경검사, 조직검사까지 해본 다음에 진단을 내린다.

 사상의학도 이와 다르지 않다. 체질은 맞추는 것이 아니라 진단하는 것이다. 체질을 감별할 때 바로 알 수 있는 경우도 있지만 많은 시간이 필요한 경우도 있다. 환자 역시 이를 인지하고 있어야 한다. 몇 십 분 만에 바로 자신의 정확한 체질을 가르쳐 달라고 하는 것은 사상의학을 하는 한의사 입장에서도 매우 당황스럽고 환자 입장에서도 위험한 행위다.

 한의사는 체질을 빨리 맞추는 게 중요한 게 아니라 오진하지 않는 것이 중요하다. 또 환자는 자신의 체질을 정확하게 알고 싶다면 확인할 수 있는 충분한 시간을 한의사에게 주어야 한다.

간단한 체질별 특성

체질을 정확하게 감별하기 위해서는 많은 공부와 경험이 필요하다. 당장 인터넷에 있는 몇 가지 정보로 체질을 정확하게 감별하는 것은 불가능하다. 체질 감별이 그렇게 쉽다면 한의사들이 몇 년, 몇 십 년을 공부할 이유가 없을 것이다.

인터넷만 찾아봐도 수두룩하게 나오는 자가 체질 감별법을 적어놓을 수도 있겠지만 이는 오히려 독자들에게 더 위험할 수 있기 때문에 간단한 특징만 소개하겠다.

태양인

태양인의 성격에 대해서 설명을 하면 사람들은 대부분 "아니 그런 사람이 우리나라에 있나요?" 또는 "에이, 그런 사람이 어디 있어?"라는 반응이다. 사실이다. 태양인은 거의 존재하지 않는다. 《동의수세보원》에 보면 만 명 중에 두세 명, 많으면 열 명이라고 했다. 사상의학을 창시한 이제마 선생도 태양인인 사람이 적어 많이 연구하지는 못했으나 자신이 태양인이라는 것을 알고는 자신의 경험을 토대로 말했다고 한다. 때문에 태양인에 대해서는 간단히 설명하고 넘어가도록 하겠다.

태양인은 맑은 성질을 지닌 체질이고 손해 보는 걸 좋아한다. 손해를 보면 오히려 기분이 좋아지고 반대로 궁리해서 이

익을 챙기는 걸 부끄럽게 생각한다. 사람들에게 자신의 나쁜 모습을 보여주기 싫어하기 때문이다.

외모적으로는 머리 부분이 발달했고 목덜미가 굵으며 머리가 크다. 또한 양인이기 때문에 화를 많이 낸다.

나도 한의원을 하고 주위를 관찰하면서 이런 사람을 거의 보지 못했다. 한의원을 하면서 자신이 태양인이라고 하는 사람들을 많이 보았는데 체질 감별을 해보면 그중에 한 명도 태양인이 없었다. 좀 특이한 사람을 보면 '태양인 아냐?'라고 생각할 수 있지만 그런 경우는 거의 없다고 봐도 좋다.

- **체형** : 머리 뒷부분이 발달했고 목덜미가 굵으며 머리가 크다.
- **성격** : 결단력이 있고 강직하며 창조적이다.
- **질병** : 하체와 허리가 약해서 오래 걷기 힘들다.
  여자들은 자식이 귀하다.

태음인

태음인은 탁한 체질이다. 탁하다고 섭섭해하는 사람이 있을지 모르겠으나 탁한 것이 나쁜 것만은 아니다. 태양인은 너무 맑아서 병이 생기기 때문이다. 너무 맑은 물에는 물고기가 못 사는 것과 같다.

탁한 성질은 모이고 고여서 가라앉는다. 그래서 태음인은 밖으로 내보는 것을 싫어하고 안으로 모으는 것을 좋아한다. 탁하기 때문에 욕심이 많고 생각이 많아서, 태음인 중에는 부자가 많고 손해를 안 보려고 궁리를 많이 한다. 또 겉으로 내보내는 것을 싫어하기 때문에 참을성이 강하다.

생각이 깊고 신중하기 때문에 다른 사람들에게 상처를 주지 않는다. 안으로 모으는 성격이기 때문에 가족애가 강하며 가정적이고 헌신적인 부모형이 많다.

보통 태음인은 살이 많이 찐다고 하는데 다 그렇진 않지만 분명 그런 경향이 있다. 이 또한 모으는 체질이기 때문에 에너지가 탁해지는 것이다. 특히 배는 탁한 것이 가장 많이 모이는 곳, 즉 내장지방이 쌓이는 곳이기 때문에 배에 살이 많이 찐다. 피부로 맑은 피가 가지 못하기 때문에 피부도 탁한 경우가 많다. 따라서 태음인은 탁한 성질을 맑게 할 수 있는 음식을 찾아 먹고 반드시 운동을 해야 한다.

- **체형** : 허리가 발달해서 서 있는 자세가 굳건해 보인다.
- **성격** : 너그럽고 듬직하며 성실한 편이다.
  가족애가 강하고 좋은 부모가 되는 경우가 많다.
- **질병** : 피가 탁해지기 쉽다. 정충증과 같은 심장질환도 잘 생긴다.
  게으르면 병이 생긴다.

소양인

소양인은 열성 체질로서 불을 떠올리면 그 특성을 쉽게 이해할 수 있다. 소양인은 불과 같아서 열이 많다. 열은 위로 상승하는 에너지이기 때문에 상체가 발달하고 하체가 약하다. 불은 빠르고 급한 성질도 있는데, 소양인 역시 성격이 급한 경우가 많고 화를 잘 낸다. 화가 나면 얼굴이 붉어지고 심박수가 증가하는 등 몸에서 열이 나는데, 또 그 열로 인해 더 화를 내게 된다.

열은 활동적인 성향이 커서 가만히 있는 것을 싫어하는 성격이 많다. 그래서 사회적인 활동을 좋아하고 일하는 것을 좋아한다. 반면 집에서 정적으로 쉬는 것을 좋아하지 않아서 상대적으로 가정에 소홀한 경우가 많다.

또 불은 겉으로 드러난다. 불을 피우면 확 밝아지지 않는가. 불은 밖으로 뿜어져 나오기에 숨지 못한다. 그래서 자신을 드러냈을 때 기분이 좋아지고 남들에게 인정을 받고 싶어 한다. 나쁘게 말하면 잘난체하는 것을 좋아한다. 그러나 속마음을 다 드러내니 실속이 없다.

불은 가만히 있지 않고 끊임없이 흔들려서 계속 왔다 갔다 발산하므로 저장이 잘 되지 않는다. 그래서 소양인은 기억력이 나쁘고 건망증이 잘 생긴다. 또 마음이 갈대 같아서 잘 변하고 싫증을 잘 내기 때문에 소양인 중에는 바람둥이가 많다고 한다.

소양인은 활동성이 많아 휴식과 잠이 무척 중요하다. 소양인은 항상 왔다 갔다 하고 체력이 좋기 때문에 바깥일을 잘하지만 집안일은 못하는 경향이 있어서 집안에서 문제가 많이 생긴다. 이를 '사고를 잘하고 거처를 못한다'고 표현한다. 따라서 소양인은 집안일을 잘 다스려야 한다.

- **체형** : 가슴과 어깨가 딱 벌어진 느낌이지만 상체에 비해 하체가 약하다.
- **성격** : 민첩하고 명쾌하다.
  성격이 비교적 급하고 화를 잘 내는 경향이 있다.
- **질병** : 신장과 관련된 병이 많이 생기게 된다.

소음인

소음인은 소양인과 반대라고 생각하면 된다. 차가운 에너지는 넘칠 정도지만 열에너지는 부족한 체질이다.

차가운 에너지는 잘 움직이지 않고 밑으로 가라앉는다. 그렇기 때문에 하체가 튼튼한 반면 상체가 부실한 사람이 많다. 또 열의 반대이기 때문에 성격이 급하지 않고 느긋한 경향이 있어서 차분히 가라앉는 성미를 지니고 있다. 생각이 굉장히 깊고, 겉으로 화를 내지 않으며 잘 참는 경향이 있다. 소양인 같은 경우 표출을 하기 때문에 화가 잘 풀리지만 소음인은 화가 나도 참기 때문에 화병이 생긴다.

음의 기운, 내려가는 기운이 강하기 때문에 한번 마음이 정해지면 잘 변하지 않는다. 그래서 지조가 있고 변심을 잘하지 않는다. 밑으로 내려가는 기운이기 때문에 자신의 속마음을 겉으로 드러내지 않는다. 속마음이 드러나거나 들키면 불쾌한 느낌이 든다.

소음인은 피로하기 때문에 활동성이 없다. 또 비위기능이 약하기 때문에 소화에 유의해야 한다.

- **체형** : 상체에 비해 하체가 발달하고 몸집이 작은 편이다.
- **성격** : 내성적이고 섬세한 편이며 정적이지만 소극적인 면이 있다.
- **질병** : 소화기능과 위가 좋지 않고 몸이 냉해서 손발이 차다. 참는 성격이기 때문에 화병이 많다.

COLUMN

플러스 에너지 음식을 먹어라

세상의 모든 음식에는 두 가지 성분이 들어 있다. 영양소와 독이다. 아무리 몸에 좋다는 인삼이나 채소, 과일에도 독은 들어 있다.

이를 확인할 수 있는 증거가 바로 대소변이다. 우리가 아무리 몸에 좋은 음식을 먹는다 하더라도 대소변을 일주일만 보지 못하면 중독으로 위험해진다. 즉 모든 음식에는 독이 들어 있다는 말이다. 만약 음식이 에너지로만 되어 있고 독이 없다면 대소변을 볼 이유가 있겠는가?

우리가 음식물을 섭취하면 그 음식물이 몸속으로 들어와 바로 에너지를 만들어내는 것이 아니다. 오장육부라는 인체의 공장이 열심히 일해서 에너지를 만들어 몸 곳곳에 보낸다. 그리고 독은 걸러서 대소변이나 노폐물로 배출한다. 그 결과, 우리는 음식물에서 한 번 걸러낸 맑고 순수한 에너지를 쓸 수 있는 것이다. 다시 말해 오장육부는 우리가 섭취하는 음식물을 해독하는 곳이다. 그런데 음식물을 해독하기 위해서는 반드시 에너지가 필요하다는 사실을 알아야 한다. 음식이 우리 몸에서 에너지가 되기 위해서는 소화와 같은 과정이 필요한데, 그 과정에서 에너지가 필요한 것이다. 또 음식은 양날의 검이라서 많이 먹으면 오히려 더 피곤해진다. 음식을 해독하는데 에너지가 많이 필요하기 때문이다.

이처럼 음식은 우리 몸에 에너지를 줄 수도 있고 오히려 더 피곤하게 만들 수도 있다.

여기서 중요한 것은 '플러스 에너지'를 가진 음식을 먹는 것이다. 어떤 음식을 먹었을 때, 그 음식에 80의 에너지가 들어 있고 그것을 소화하는데 20의 에너지가 소비된다면 우리 몸에 60의 에너지가 남으니 먹는 것이 훨씬 이득이다. 이를 나는 '플러스 에너지 식품'이라고 부르는데, 대표적으로는 채소와 과일이 있다.

반대로 에너지는 20밖에 못 내고, 해독하는 데 80의 에너지가 필요한 음식도 있다. 이런 음식은 먹어봤자 거기서 에너지를 얻기는커녕 내 몸의 에너지 60만 내주게 된다. 즉 '마이너스 에너지 식품'인 것이다. 가장 대표적인 것이 인스턴트 식품과 술이다. 그래서 술을 마시면 장기는 해독하는 데 더 많은 에너지를 쓰게 되어 피곤해진다.

술을 많이 마신 다음 날 고칼로리 음식을 먹어야 빨리 해장된다는 얘기를 들어봤을 것이다. 그만큼 우리 몸에서 술을 해독하는데 쓰는 에너지가 엄청나다는 뜻이다.

이처럼 마이너스 에너지 식품을 먹는 것은 별로 따뜻하지도 않으면서 전기세만 엄청 나오는 난로를 집에 들이는 것과 같다. 혹시 지금 이 책을 읽는 여러분도 다른 것에서는 이득을 계산하면서 몸에 대해서는 손해만 보고 있지는 않은가?

그럼 '플러스 에너지 식품'에는 어떤 것들이 있을까? 사실 여러분은 그 답을 이미 알고 있다. 가공을 최소화한 음식들이다.

3 체질에 따라 쉽게 할 수 있는 체질식

태양인은 냉한 음식을 먹어라

이제마 선생님의 《동의수세보원》에 의하면 태양인은 만 명 중에 2~3명 많게는 10명 정도 밖에 되지 않는다고 한다. 실제 임상에서 태양인을 보기란 쉽지가 않다.

한의사가 만 명의 환자를 보기 위해서는 보통 10년 정도의 시간이 걸린다고 한다. 10년 정도 진료를 하였을 때 태양인은 많아봐야 10명 정도가 내원을 한다는 말이다.

태양인은 밖으로 내보는 성질이 강한 체질이므로 냉한 성질의 음식이 맞다. 맵고 강한 음식보다는 담백하고 자극성이 적은 음식을 먹어야 한다.

태양인에게 좋은 음식

사과, 머루, 앵두, 감, 대합조개, 홍화, 메밀, 버섯류, 오가피

피해야 할 음식

율무, 팥, 녹두, 찹쌀, 콩, 감자, 마, 무, 쇠고기, 돼지고기, 닭고기, 우유, 호박, 칡, 오징어, 호두, 잣, 치즈, 참기름, 상추, 새우젓, 굴, 치자, 가지, 오이, 시금치, 더덕, 숙주나물, 조개류, 아몬드, 딸기, 산딸기, 참외, 토마토, 파인애플, 바나나, 키위, 골뱅이, 홍차, 유자차, 배추, 전복, 해삼, 멍게, 청포묵, 블루베리, 고구마, 꿀, 귤, 오렌지, 복숭아, 인삼, 땅콩, 파, 달걀, 홍합, 미역, 쑥갓, 미나리, 잉어, 마요네즈, 당근, 양파

태양인을 위한 명안주스

홍화씨 사과주스 : 사과 1개를 갈아준 후 홍화씨 한 줌을 넣은 다음 잘 흔들어 마신다.

태양인을 위한 명안밥상

- **메밀밥** : 메밀을 30분 이상 불린 후 밥을 짓는다.
- **추천 요리** : 대합찜, 버섯전골
- **물** : 메밀이나 오가피로 차를 만들어 수시로 마신다.

태양인에게 좋은 메밀차 만들기

1. 씻어서 물기를 뺀 메밀을 마른 팬에 볶는다.
2. 냄비에 물을 붓고 볶은 메밀을 한 줌 넣어 끓인다.
3. 물만 따라내 마신다.

태음인은 율무로 몸을 맑게 하라

　태음인은 쌀밥을 먹어도 되지만 쌀보다 영양이 좋은 현미로 밥을 해 먹는 것을 권한다. 여기에 율무, 보리, 수수를 섞으면 더욱 좋다. 율무는 톡톡 터지듯 씹히는 식감이 있어서 먹는 재미가 있고 피부에도 좋으니 일석이조다. 율무로 선식을 만들어 아침식사를 대체하거나 허기질 때 마셔도 좋다. 율무가루로 차를 만들어 마셔도 좋은데, 율무 외에 칡차나 현미차도 좋다. 고기는 소고기를 섭취한다. 콩은 밥에 넣어 먹거나 반찬으로 만들고 도라지, 무, 마 등도 반찬으로 먹으면 좋다. 간식으로 과일은 살구, 배, 수박을 먹고 우유나 치즈 같은 유제품도 좋다.

태음인에게 좋은 음식

율무, 멥쌀, 수수, 콩, 감자, 마, 무, 옥수수, 밤, 설탕, 도라지, 연뿌리, 은행, 보리, 쇠고기, 사슴, 우유, 호박, 칡, 칡순, 살구, 배, 수박, 오징어, 호두, 잣, 치즈, 민물장어

피해야 할 음식

조, 팥, 녹두, 기장, 돼지고기, 참기름, 상추, 새우젓, 굴, 치자, 가지, 오이, 시금치, 더덕, 숙주나물, 조개류, 아몬드, 딸기, 산딸기, 참외, 토마토, 파인애플, 키위, 바나나, 골뱅이, 홍차, 유자차, 배추, 한치, 가물치, 동규자차, 붕어, 복어, 알로에, 선인장, 달팽이, 전복, 해삼, 멍게, 청포묵, 찹쌀, 찰현미, 차조, 찰수수, 찰옥수수, 대추, 닭고기, 개고기, 흑염소, 노루, 꿩, 뱀, 자라, 소금, 마늘, 후추, 고추, 생강, 고구마, 꿀, 귤, 오렌지, 복숭아, 인삼, 땅콩, 파, 달걀, 홍합, 결명자차, 미역, 쑥갓, 미나리, 잉어, 마요네즈, 사과, 머루, 앵두, 감, 대합조개, 홍화, 메밀

태음인을 위한 명안주스

마 호두주스 : 마 50g, 호두 2알, 저지방 우유 200ml를 믹서에 넣고 간다. 배가 있으면 배를 넣어도 되고 우유 대신 요구르트를 넣거나 꿀을 약간 넣어도 좋다.

태음인을 위한 명안밥상

- **현미 율무밥** : 현미와 율무를 2:1의 비율로 섞어 밥을 짓는다.
- **추천 요리** : 밤, 은행을 넣어 만든 소갈비찜, 도라지무침, 오징어숙회, 감자조림, 호박전
- **물** : 율무나 칡을 우린 물을 수시로 마신다.

태음인에게 좋은 율무차 만들기

1. 씻어서 물기를 뺀 잡곡을 마른 팬에 볶는다.
2. 냄비에 물을 붓고 볶은 율무를 한 줌 넣어 끓인다.
3. 물만 따라내 마시고 남은 율무는 그냥 먹거나 밥을 지을 때 넣는다.

소양인은 팥밥으로 열을 내려라

　소양인은 주식으로 팥과 녹두를 섞어 밥을 지어 먹는 것을 권한다. 팥만으로 밥을 지으면 너무 달기 때문에 녹두를 많이 넣는 것이 좋다. 고기는 돼지고기가 좋고, 반찬은 오이, 더덕, 숙주나물 등 많은 종류의 채소를 섭취한다. 조개류나 한치, 가물치도 좋다.

　물은 팥물을 만들어 수시로 마시거나 결명자차가 좋다. 홍차나 동규자차, 유자차도 좋으니 취향에 맞게 마시자. 간식으로 바나나, 파인애플 등의 여러 열대과일들을 먹는 것도 좋다. 견과류는 아몬드를 섭취하자.

소양인에게 좋은 음식

조, 팥, 녹두, 기장, 돼지고기, 참기름, 상추, 새우젓, 굴, 치자, 가지, 오이, 시금치, 더덕, 숙주나물, 조개류, 아몬드, 딸기, 산딸기, 참외, 토마토, 파인애플, 바나나, 키위, 골뱅이, 홍차, 유자차, 배추, 한치, 가물치,

동규자차, 결명자차, 붕어, 복어, 알로에, 선인장, 달팽이, 전복, 해삼, 멍게, 청포묵, 블루베리

피해야 할 음식

찹쌀, 찰현미, 차조, 찰수수, 대추, 닭고기, 개고기, 흑염소, 노루, 꿩. 뱀, 자라, 소금, 마늘, 후추, 고추, 생강, 고구마, 꿀, 귤, 오렌지, 복숭아, 인삼, 땅콩, 파, 달걀, 홍합, 미역, 쑥갓, 미나리, 잉어, 마요네즈, 수수, 율무, 콩, 감자, 마, 무, 옥수수, 밤, 설탕, 도라지, 연뿌리, 은행, 보리, 쇠고기, 사슴, 우유, 호박, 칡, 칡순, 살구, 배, 수박, 오징어, 호두, 잣, 치즈, 민물장어, 사과, 머루, 앵두, 감, 대합조개, 홍화, 메밀, 버섯류

소양인을 위한 명안주스

바나나 베리주스 : 딸기 혹은 블루베리 50g, 바나나 1개, 아몬드 10알, 물 100ml를 믹서에 넣고 함께 간다.

소양인을 위한 명안밥상

- **녹두밥** : 녹두와 팥을 2:1의 비율로 섞어 밥을 짓는다.
- **추천 요리** : 돼지고기 숙주볶음, 조개찜, 골뱅이무침, 가지볶음, 시금치나물, 더덕구이
- **물** : 산수유를 우린 물을 수시로 마신다. 동규자차나 결명자차도 도움이 된다.

소양인에게 좋은 산수유차 만들기

1. 산수유는 깨끗이 씻어 물기를 빼둔다.
2. 100ml의 물에 75g의 산수유를 넣고 센불에 끓인다.
3. 물이 끓으면 약불로 줄여 30분간 더 끓인다.
4. 설탕을 약간 넣고 2분간 더 끓이다 불을 끈다.

소음인은 보양식을 챙겨 먹어라

소음인은 쌀 대신 찹쌀로 밥을 지어 찰밥을 먹는다. 찰기장, 찰옥수수 등 '찰'자가 들어가는 음식은 모두 따뜻한 성질이므로 즐겨 먹자. 고기는 소고기나 돼지고기 대신 닭고기를 먹는다. 그 외의 여러 보양식들이 좋다. 고추, 마늘, 생강, 후추 등 맵고 강한 양념이나 향신료는 열이 나게 해주므로 냉한 소음인에게 좋다.

과일은 귤, 오렌지의 감귤류와 복숭아를 먹는다. 견과류는 땅콩이 좋다. 귤피, 생강, 대추로 차를 끓여 먹는다.

소음인에게 좋은 음식

찹쌀, 차조, 찰수수, 대추, 닭고기, 개고기, 흑염소, 노루, 꿩, 뱀, 자라, 소금, 마늘, 후추, 고추, 생강, 고구마, 꿀, 귤, 오렌지, 복숭아, 인삼, 땅콩, 파, 달걀, 홍합, 미역, 쑥갓, 미나리, 잉어, 마요네즈, 당근, 양파

피해야 할 음식

조, 팥, 녹두, 기장, 돼지고기, 참기름, 상추, 새우젓, 굴, 치자, 가지, 오이, 시금치, 더덕, 숙주나물, 조개류, 아몬드, 딸기, 산딸기, 참외, 토마토, 파인애플, 바나나, 키위, 골뱅이, 홍차, 유자차, 배추, 한치, 가물치, 동규자차, 붕어, 복어, 알로에, 선인장, 달팽이, 전복, 해삼, 멍게, 청포묵, 수수, 율무, 콩, 감자, 마, 무, 옥수수, 밤, 설탕, 도라지, 연뿌리, 은행, 보리, 쇠고기, 사슴, 우유, 호박, 칡, 칡순, 살구, 배, 수박, 오징어, 호두, 잣, 치즈, 민물장어, 사과, 머루, 앵두, 감, 대합조개, 홍화, 메밀, 버섯류

소음인을 위한 명안주스

오렌지 당근주스 : 오렌지 1개, 당근 1/2개, 물 100ml를 믹서에 넣고 함께 간다.

소음인을 위한 명안밥상

- **찰밥** : 찹쌀에 땅콩과 대추를 적당량 넣어 찰밥을 짓는다.
- **추천 요리** : 닭고기에 찹쌀, 인삼, 마늘을 넣은 삼계탕, 닭고기, 양파, 당근, 고구마를 넣은 닭볶음탕 혹은 카레, 홍합탕, 달걀찜, 미역무침
- **물** : 생강 대추차를 수시로 마신다.

소음인에게 좋은 생강 대추차 만들기

1. 생강 1개는 껍질을 벗기고 편으로 썬다.
   대추 10알은 깨끗이 씻어둔다.
2. 냄비에 물을 붓고 생강과 대추를 넣은 후 약한 불에서 끓인다.
3. 맛이 우러나면 꿀 3큰술을 넣고 2분간 더 끓인다.
4. 물만 따라내 마신다.

의지가 약해도 체질식은 할 수 있다

체질식은 결코 힘든 일이 아니다. 나는 의지력이 약한 편이어서 중독에도 굉장히 약한 스타일이다. 술은 여전히 끊지 못하고 있다. 그러나 술을 일주일에 두세 번 마시면서도 10kg을 감량했고 당연히 건강도 좋아졌다. 그 비결은 바로 체질식이었다.

나는 음식을 크게 4가지로 분류하였다. 음식을 분류할 때 기준은 '몸에 좋으냐, 나쁘냐'와 '맛이 있느냐, 없느냐'이다.

첫 번째, 맛도 있으면서 내 몸에도 좋은 음식
두 번째, 맛은 있지만 내 몸에 나쁜 음식
세 번째, 맛은 없지만 내 몸에 좋은 음식
네 번째, 맛도 없으면서 내 몸에도 나쁜 음식

1. 맛있고 내 몸에 좋은 음식	2. 맛있지만 몸에 나쁜 음식
3. 맛은 없지만 몸에 좋은 음식	4. 맛도 없으면서 내 몸에도 나쁜 음식

이와 같이 체질 음식표를 만들어서 각각에 해당하는 음식을 적었다.

일단 나의 입맛에 맞으면서 소양인에게 좋은 음식 (참고로 나는 소양인이다.)

- 돼지고기, 전복, 낙지, 각종 해산물, 팥, 더덕, 딸기, 파인애플, 아몬드

두 번째 나의 입맛에 맞지만 몸에는 나쁜 음식

- 라면, 피자, 닭고기, 짠 음식, 과자, 귤, 술

세 번째 맛은 없지만 내 몸에 좋은 음식

- 이는 너무나 많이 있다. 강활, 독활, 생지황 등등 대부분이 한약재들이다.

네 번째 나의 입맛에 맞도 없으면서 몸에도 나쁜 음식

- 쌀, 소고기(이는 개인적인 취향이다.), 당근, 현미 등

일단 의지력이 약한 내가 가장 집중했던 음식은 맛있으면서 소양인에게 좋은 음식과 맛없으면서 소양인에게 나쁜 음식이었다.

먼저 맛있으면서 소양인에게 좋은 음식을 찾아서 먹기 시작했다. 그리고 절대 먹지 않았던 음식은 바로 맛없으면서 소양인에게 나쁜 음식이었다. 이것은 지키기가 정말 쉬웠다. 좋아하는 음식을 찾아먹고 싫어하는 음식을 먹지않기란 너무나 쉽지 않은가?

여기서 가장 중요하고 효과를 많이 본 것은 뒤에 나오겠지만 바로 주식인 쌀을 끊는 것이었다. 내가 놀란 것은 맛도 없으면서 몸에도 좋지 않은 음식을 평소 너무나 많이 먹고 있었다는 사실이다! 사실 사람들은 자신의 체질을 잘 모르기 때문에 이를 잘 알 수가 없다. 자신의 체질을 아는 것이 중요한 이유가 여기에 있다. 하지만 모든 사람의 몸에 좋지 않고 맛없는 음식 또한 많기 때문에 이를 인식하는 것만으로도 많은 도움이 된다.

문제는 맛있으면서 몸에 나쁜 음식이었다. 이러한 음식들을 먹지 않기란 너무나 힘이 들어서 의지력이 약한 나는 그냥 먹기로 했다.

지금도 나는 라면도 먹고 피자도 먹고 술도 마신다. 맛있는 음식은 먹고 맛없는 음식은 거의 먹지 않는다. 그런데도 10kg를 감량했다. 어떻게 가능했을까? 맛있으면서 몸에 좋은 음식에 집중하다 보니 자연히 맛있으면서 몸에 나쁜 음식은 적게 먹게 되었다. 내가 하루에 먹을 수 있는 음식의 양은 정해져 있기 때문이다.

나와 같은 소양인에게 돼지고기는 좋지만 닭고기는 좋지 않다. 그래서 둘 다 좋아하지만 웬만하면 돼지고기를 먹었다. 돼지고기도 닭고기만큼 좋아하니 돼지고기를 배부르게 먹고 나면 닭고기를 먹고 싶은 생각이 사라진다. 물론 닭고기를 먹을 일이 있으면 굳이 피하지는 않았지만 돼지고기에 비해 많이 먹지는 않았다. 이처럼 맛있고 몸에 좋은 음식을 알면, 맛있지만 몸에 나쁜 음식을 적게 먹을 수 있게 된다.

맛은 없지만 몸에 좋은 음식의 경우, 찾아서 먹으면 좋긴 하지만 쉽지는 않다. 그래서 나는 한약으로 이를 많이 섭취했다. 일반인의 경우 몸에는 좋지만 입맛에 맞지 않는 음식을 찾아서 먹기란 쉽지 않을 것이다. 하지만 계속 찾아서 먹다 보면 우리 장기가 그에 반응해서 언젠가는 맛있게 느껴지는 때가 올 것이다.

방송을 보면 우리가 보기에는 전혀 맛없어 보이는 것도 맛있게 먹는 특이한 사람들이 가끔 소개된다. 그런 음식들도 많이 먹다 보면 장기가 그에 적응하여 나중에는 장기가 원하게 되는 것이다.

사실 사람은 자기 몸에 좋지 않은 음식을 더 원하고 자신에게 필요한 음식을 오히려 안 먹는 경향이 있다. 간혹 인터넷에 떠도는 건강 정보를 보면 입에서 원하는 음식을 섭취하라고 하는데, 입이 원한다고 해서 무조건 섭취하면 안 된다. 가장 쉬운 예가 바로 알코올중독자다. 술을 먹어선 안 되는 알코올중독자가 술을 가장 좋아한다. 술을 많이 마시면 오장육부에서 술을 해독하는 기능이 강해지게 된다. 이 강해진 장기는 술을 안 먹으면 할 일이 없어지므로 술을 더 원하게 되는 것이다. 소음인은 체질에 맞지 않는 돼지고기를 좋아하고, 소양인도 체질에 맞지 않는 닭고기를 좋아하는 경우가 많다. 이러한 예는 우리 주변에서도 쉽게 찾아볼 수 있다. 비만 환자는 고칼로리 음식을 더 원하고, 탄수화물중독자는 몸에서 탄수화물을 더 원하며, 설탕중독자는 단것이 더 당긴다. 왜 이런 현상이 생길까?

인체는 내 몸에 많은 것을 더 원하게 되어 있기 때문이다. 몸이 차면 찬 것을 원하고, 열이 많으면 뜨거운 것을 더 원한다. 열이 많으면 열에너지를 많이 쓰기 때문에 다시 열에너지를 원하게 된다. 우리 몸에서는 하나의 에너지가 강해지면 그와 반대되는 에너지를 공격하기 때문에 내 몸이 원하는 음식은 자신에게 가장 부족한 부분을 공격하는 음식일 확률이 높다. 따라서 내 입이 당기는 음식보다 내 몸에 좋은 음식을 찾아 먹어야 한다. 체질을 알면 나 자신을 알고 내 몸에 좋은 음식을 많이 알 수 있겠지만 자신의 체질을 몰라도 걱정할 것은 없다. 다행히 모든 사람의 몸에 좋지 않은 음식이 수없이 많으니, 그런 것만 피해도 큰 도움이 된다. 모든 사람에게 좋지 않은 음식은 이미 많이 알려져 있다. 예를 들면 인스턴트 음식, 조미료, 화학색소 등이다.

체질을 모르는 사람도 되도록이면 인스턴트 음식보다 건강에 좋은 음식들에 집중하여 내 몸에 좋은 음식을 찾아내면 충분한 효과를 볼 수 있다.

주식을 바꾸는 것이 가장 손쉬운 방법이다

체질식을 손쉽게 하는 방법을 하나 더 소개하겠다. 내가 가장 효과를 많이 본 방법이기도 하다. 바로 주식을 바꾸는 것이다. 한국인의 밥상은 밥이 반, 반찬이 반이다. 가짓 수가 많은 반찬을 바꾸는 것보다 밥을 바꾸는 것이 더 쉽다.

우리의 주식인 쌀은 태음인의 음식이기 때문에 소양인이나 소음인에게는 좋지 않다. 나는 쌀을 맛없으면서 몸에도 좋지 않은 음식으로 분류했다. 나는 쌀밥을 맛있다고 느낀 적이 없고, 내 체질에도 맞지 않기 때문이다. 그래서 라면이나 피자를 끊기는 어려웠지만 쌀을 끊기는 정말 쉬웠다.

대신 소양인에게 좋은 팥과 녹두로 밥을 해서 먹는다. 맛도 좋고 전혀 힘들지 않다. 주식인 쌀을 바꾸니 힘들이지 않고 음식의 반을 바꿀 수 있게 된 것이다.

소음인에게 좋은 음식은 찹쌀과 찰현미이다. 이름에 '찰'이 들어가는 음식들은 모두 따뜻한 음식이기 때문에 소음인에게 좋다. 소음인은 쌀을 금하고 100% 찹쌀이나 찰현미로 밥을 해서 먹으면 좋다.

태음인의 경우에는 흰쌀밥보다는 현미에 수수나 율무를 넣어서 먹으면 훨씬 효과적이다.

자신의 체질을 잘 모른다면 흰쌀밥보다는 각종 잡곡으로 만든 밥을 권한다. 밥이 바뀌면 음식의 반이 바뀐다는 것을 기억하자.

만약 직장인이라면 밥이라도 도시락으로 가져가기를 권한다. 흰쌀밥이 아니라 현미나 잡곡으로 된 밥을 챙기자. 그리고 반찬은 먹고 싶은 것을 먹으면 된다. 점심시간에 음식점을 가더라도 꼭 밥은 가지고 가자. 조미료가 들어간 음식을 먹더라도 현미와 잡곡으로 된 밥을 먹으면 평소보다 몸에 좋은 음식을 반이나 더 섭취하는 것이 된다. 그리고 반찬은 맛있는 것을 선택해서 먹기 때문에 전혀 어렵지 않게 식이요법을 할 수 있다.

또 한 가지 팁을 주자면, 내 체질에 맞는 차를 물 대신 마시는 것이다. 물을 많이 마시면 몸에 좋다는 것은 널리 알려진 사실이다. 여기에 자신의 체질에 맞는 물을 마신다면 훨씬 더 좋지 않겠는가? 이는 내 몸에 부족한 에너지를 수시로 채워줄 수 있는 좋은 방법이다.

고기도 먹는 법이 있다

우리가 주로 먹는 고기에는 소고기, 돼지고기, 닭고기가 있다. 소양인은 돼지고기, 태음인은 소고기, 소음인은 닭고기가 좋다.

다른 어떤 반찬보다도 고기를 체질에 맞지 않게 먹으면 탈이 날 확률이 커진다. 예를 들어, 소양인이라면 똑같이 맞지 않는 음식이라도 당근을 먹는 것보다 닭고기를 먹는 것이 더 타격이 크다.

채식주의자가 아니라면 고기는 먹어야 한다. 고기가 몸에 좋지 않다는 인식도 많지만 자신의 체질에 맞는 고기는 오히려 건강에 많은 도움을 준다.

이때 체질에 맞는 고기를 알고 있으면 다른 고기를 대체할 수 있으니 좋다. 고기를 먹지 말라는 것이 아니라 자신에게 좋은 고기를 먹자는 것이다. 그러면 상대적으로 자신에게 맞지 않는 고기는 멀리하게 될 것이다.

현실적으로 반찬을 다 가려 먹는 것은 어려운 일이다. 더욱이 사회생활을 하는 사람이라면 외식을 할 수밖에 없는데 체질에 맞는 음식만 먹기란 하늘에 별 따기다. 그러므로 주식과 고기만 바꾸는 것이 현실적이고 효율적인 방법이다.

그럼 체질을 모르는 경우에는 어떻게 먹어야 할까? 이때는 음식의 궁합을 생각하면 된다. 고기를 먹을 때 궁합이 맞는 채소와 함께 먹으면 식이섬유를 공급하고 콜레스테롤까지 낮춰주니 일석이조다.

차가운 성질의 돼지고기는 따뜻한 성질의 부추나 양파, 마늘과 함께 먹으면 보완이 된다. 또 단백질 분해에 도움이 되는 효소를 많이 함유하고 있는 새우젓도 궁합이 좋다. 소고기는 생강이나 버섯류와 함께 먹으면 소고기의 지방을 녹여주어서 좋다. '무기질의 보고'라고 하는 두릅도 함께 먹으면 좋은 채소다. 닭고기의 따뜻한 성질은 차가운 성질의 청경채가 중화시켜준다. 차가운 성질의 오이나 상추도 같이 먹으면 좋다.

여기서는 대표적인 식품만을 소개했지만 일반적으로 고기를 먹을 때 함께 나오는 채소들은 모두 고기에 부족한 것을 보충해준다. 대표적으로 양파는 육류의 콜레스테롤을 분해해주고 깻잎 또한 육류에 부족한 무기질을 보완해준다.

그러니 최소한 고기와 함께 나오는 채소들을 골고루 섭취하자. 고기만 먹기보다 쌈을 싸거나 채소와 함께 섭취하면 체질과 관계없이 육류의 장점은 섭취하고 단점을 약화시킬 수 있다.

체질식으로 소식하라! 우리는 먹기 때문에 죽는다

눈 건강에 있어 또 하나 중요한 것은 소식이다. 음식을 많이 먹으면 오히려 힘이 빠지고 피곤하다는 것을 느끼지 않는가? 그 이유는 우리 장기가 그 많은 음식물들을 소화하고 해독시키기 위해 쉴 틈 없이 공장을 돌리기 때문이다.

이 때문에 몸이 피곤해지고 눈으로 가는 에너지도 줄어들게 된다. 따라서 오장육부에 좋고 눈 건강에 좋은 최고의 방법은 소식이다.

소식을 할수록 몸에는 적은 양의 독이 들어올 것이 당연하다. 요즘 해독에 대한 관심이 높은데, 해독의 원리 또한 장기가 해독을 잘하지 못하기에 이를 돕는 것이다. 인위적으로 해독을 도와주면 장기에서 나오는 에너지를 다른 기관들이 더욱 효율적으로 쓸 수 있어 건강이 좋아진다. 하지만 시간과 돈, 노력을 들여 해독을 하기 전에 적게 먹는 게 낫지 않을까? 그런데 소식하라는 의미를 잘못 받아들이는 사람들이 있다. 어떤 음식이든 상관없이 적게만 먹으면 된다고 생각하는 것이다. 앞서 설명했듯 영양이 많은 음식물을 고르는 것이 우선되어야 한다. 하루에 한 끼를 라면으로 때우면서 소식한다고 해봤자 우리 몸에 좋을 리가 없고, 오히려 이는 과식보다 나쁘다. 소식이 무조건 좋다면 아프리카의 가난한 사람들이 더 건강해야 한다. 하지만 그런 사람들의 건강은 과식을 하는 사람들보다 더 좋지 못하다. 그 이유는 지나치게 적게 먹는 데다 그 음식의 질이 나쁘기 때문이다.

음식을 적게 먹을 때는 최대한 몸에 플러스가 되는 음식을 먹어야 한다. 왜냐하면 적게 먹을수록 적은 양의 음식에서 최대한의 에너지를 뽑아오려고 하기 때문이다. 몸에 좋은 음식을 적게 먹으면 음식에 들어 있는 좋은 성분이 최대로 흡수된다. 그래서 체질식으로 소식을 하는 것이 가장 효율적인 방법이다. 적게 먹어서 최대한 많은 에너지를 내는 게 몸을 위해 가장 효율적인 방법인데, 체질식은 내 몸에 가장 필요한 영양소만 먹어 균형을 맞춰주기 때문이다.

예를 들어, 열성 체질인 사람이 있다고 해보자. 이 사람이 자기 체질에 맞지 않은 쌀밥을 두 그릇 먹어야 낼 수 에너지를 체질에 맞는 팥, 녹두밥이라면 반 그릇으로 낼 수 있는 것이다. 이와 같이 체질식으로 소식을 하면 내 몸에 가장 필요한 영양소만 먹어 장기의 부담이 줄어든다. 반면 몸에 좋지 않은 음식을 적게 먹는다면 나쁜 영양소가 최대한으로 흡수되기 때문에 좋지 않다. 반드시 자신의 체질을 정확히 파악하고 하도록 하자.

소식을 할 때는 대부분 식욕이 없는 아침에 실천하는 것이 쉬울 것이다. 만약 아침에 밥맛이 좋고 저녁에는 식욕이 떨어지는 사람이 있다면 저녁에 소식을 하는 것이 좋다. 자기가 실천하기 쉬운 방법을 찾으면 된다.

COLUMN

안구질환을 치료하는 사상정침

사실 오장육부를 좋게 하는 가장 좋은 방법은 오장육부의 전문가인 한의사와 상담해 한약과 침을 맞는 것이다. 체질식이나 음식으로 충분한 효과를 볼 수 있지만 이를 실천하기는 어려울 수 있기 때문이다.

사상처방이라는 것은 진화된 체질식이라고 할 수 있다. 우리가 아무리 열심히 체질식을 한다고 하더라도 조미료라든지 체질에 맞지 않는 양념을 먹지 않는 것은 힘들기 때문이다.

한약은 음식처럼 맛을 고려해서 약을 짓는 것이 아니기 때문에 조미료도 들어가지 않고 양념도 들어가지 않는다. 오로지 건강만을 위해서 만든 음식이 바로 한약이다.

해당하는 체질에 가장 필요한 음식만 넣어서 소화, 흡수되기 쉽게 탕약으로 만드는 것이다. 고형분의 물질은 소화에 많은 에너지가 필요하지만 탕약으로 만들면 소화, 흡수되는 데 훨씬 적은 에너지가 들어 더 효율적이다.

오장육부를 좋게 하는 가장 좋은 방법은 음식과 침, 한약인데 안타깝게도 사상체질의학에는 음식과 한약 처방은 있지만 침법이 없었다.

사상의학이란 이제마 선생이 창시한 의학이다. 하지만 이제마 선생의 저서인《동의수세보원》에는 침법에 대한 설명이 거의 없다. 오로지 한약과 마음에 대한 설명만이 있을 뿐이다. 침에 대해서는 딱 이 한 문장만 나온다.

[동의수세보원 소음인 범론]

嘗見 少陰人 中氣病 舌卷不語 有醫 針合谷穴而 其效如神
其他諸病之 藥不能速效者 針能速效者 有之
蓋 針穴 亦有太少陰陽四象人 應用之穴而 必有升降緩速之妙 繫是不可不察
敬候 後之謹厚而 好活人者

소음인이 중기병으로 혀가 말려 말을 못하는 것을 어떤 의사가 합곡혈에 침을 놓으니 그 효과가 매우 좋았다. 그 외의 다른 병에도 약이 빠른 효능을 발하지 못하는 경우에 침이 빠른 효능을 보이는 경우가 있었다.

무릇 침혈 역시 태소음양사상인에 응용할 수 있는 혈자리가 있을 것이며 올리고 내리고 묶어주고 느슨하게 해주는 묘한 이치가 반드시 있을 것이다. 이를 밝혀줄 신중하고 중후하며 사람을 살리기 좋아하는 사람이 나타나기를 삼가 기다린다.

즉, 체질 침법은 있는데 자신은 이를 밝혀놓지 못하였기에 후세의 의사가 이를 밝혀주기 바란다는 내용이다.

사상의학을 하는 많은 한의사들의 공통된 목표중의 하나가 체질 침법의 개발이다. 나 또한 체질침에 대하여 많은 관심을 가졌고 체질침의 개발이 인생의 가장 큰 목표였다. 그래서 체질침에 대해 확신을 가지고 연구하여 개발한 침이 바로 사상정침(四象情針)이다. 사상의학에서는 성(性)과 정(情)의 이치가 중요한데, 체질 침법이 정(情)의 이치와 많은 관련이 있기에 사상정침이라고 이름을 붙였다.

침이라는 것은 맞는 즉시 효과가 있고 변화가 있어야 한다. 침을 맞고 한참 뒤에 좋아졌다면 그것은 침 때문에 좋아진 것이 아니다. 원인을 알고 그에 맞게 정확하게 침을 놓으면 그 자리에서 바로 좋아진다.

사상정침의 치료 목적은 오장육부다. 허리나 다리가 아파서 오더라도 사상인의 폐비간신 중 약한 부위를 찾아내 고치는 침을 놓는다. 허리가 아프더라도 오장육부가 튼튼해서 허리로 가는 에너지가 증가한다면 허리 통증은 없어지게 된다. 눈과 부위만 다를 뿐이다. 즉 모든 가지에서 생기는 병은 뿌리인 오장육부가 좋아지면 모두 좋아지는 것이다. 사상의학에서 약을 쓰는 방법 또한 같은 원리다. 약한 장기는 도와주고 너무 강한 장기는 꺾어주어 균형을 맞춰주는 침이 바로 사상정침이다.

이 사상정침이 바로 내가 눈을 연구하는 계기가 되었다. 환자에게 정확하게 침을 놓았을 때 특이한 반응이 있었던 것이다. 예를 들어 허리가 아파서 침을 맞았는데 전혀 상관없는 눈이 밝아졌고, 눈에 통증이 있는 경우에는 통증이 없어졌다고 했다. 이때 눈이 침으로 좋아질 수 있다는 사실을 알았고, 그때부터 안구질환을 연구하기 시작했다. 그리고 10년 동안 내가 개발한 사상정침만을 사용해 침을 놓고 환자를 치료하고 연구하면서 이 침법이 사상체질침법이라는 확신을 얻었다. 10년 동안 임상에서 사상정침과 사상체질침이 맞는지 확인한 것이다. 허리와 눈은 모두 오장육부에서 생산한 에너지를 소비하는 곳이다. 허리를 치료하기 위해서 오장육부를 좋게 하는 침을 놓으면 허리뿐만 아니라 다른 가지 중 하나인 눈도 밝아지는 것이다.

이처럼 사상의학과 사상정침은 몸 전체를 건강하게 만드는 것이 목표인 의학이다.

4

체질에 관계없는
명안주스와
명안밥상

체질을 모른다면 내 몸에 귀를 기울여라

"전 체질을 모르는데 꼭 한의원에 가야 하나요?"

이런 질문을 하고 싶은 사람이 있을 것이다. 이 책에서 체질의 간단한 특징들을 설명하긴 했지만 일반 사람들이 스스로 자기 체질을 파악하기는 쉽지 않다. 자신의 체질을 잘못 알고 있는 경우도 많다. 한의원에 가서 정확한 체질을 알 수 있으면 좋겠지만 여러 가지 이유로 그럴 수 없는 사람도 많을 것이다. 혹은 지금 당장 눈에 별 문제가 없어 굳이 한의원까지 가서 체질을 진단할 필요성은 못 느끼지만 예방하고 싶은 사람도 있을 것이다.

사실 자기 몸은 자신이 가장 잘 알 수 있다. 단, 몸의 반응과 변화에 귀를 기울이고 주의 깊게 관찰해야 한다. 무심코 지나치면 자기 몸이라도 잘 알 수 없다.

누군가는 돼지고기를 먹으면 설사를 잘 한다고 한다. 또 누군가는 닭고기를 먹으면 소화가 잘 안 된다고 한다. 이런 반응들은 그 음식이 내 몸에 맞지 않다는 신호다. 이처럼 우리 몸이 모든 음식에 알기 쉬운 반응을 보이는 것은 아니다. 일단 음식을 먹었을 때 윗배가 그득한 느낌이 들고 속이 더부룩하면 자기 몸에 맞지 않다고 보면 된다. 반면 아랫배가 든든한 느낌이 들면 자기 체질에 맞는 음식이다.

이를 알 수 있는 가장 좋은 방법은 배변이다. 대변은 거짓말을 하지 않는다. 뭔가를 먹었는데 설사를 한다면 당연히 맞지 않는 것이다. 건강한 대변은 5분 내로 볼 수 있어야 하며 끊이지 않고 한 번에 나와야 한다. 또 앞에는 약간 딱딱, 뒤는 약간 무른 상태로 황금빛을 띠어야 한다. 냄새가 많이 나지 않고 용변을 본 후 닦았을 때 휴지에 거의 묻지 않는 상태가 좋다.

대변은 하루에 한 번 보는 것이 이상적이지만 사실 체질에 따라 다르다. 소양인과 태음인은 하루에 한 번 보는 것이 좋지만 소음인은 보통 2~3일에 한 번 보고, 한 번에 많이 본다는 특성이 있다. 따라서 체질을 모른다면 적어도 2~3일에 한 번 이상 대변을 보는 것이 자신에게 비교적 맞는 식생활을 하고 있다는 증거가 될 것이다.

누구나 마실 수 있는 명안주스

체질을 모르는 것보다 잘못 알고 있는 것이 더 위험하다. 앞서 언급했듯 체질식은 극단적인 편식이기 때문이다. 따라서 체질을 모른다면 골고루 먹어서 균형을 맞추는 것이 가장 좋은 방법이다. 온열냉한의 네 가지 성질을 고루 섭취하면 체질식보다는 상대적으로 효과는 적지만 균형이 맞기 때문에 위험은 없다.

명안주스는 눈에 좋은 음식을 골고루 먹을 수 있게 만든 것이다. '명안'은 눈(眼)을 밝힌다(明)는 뜻이다.

또한 음식에는 궁합이라는 것이 있다. 이것은 음양의 조화를 이루는 우리 선조들의 지혜다. 예를 들어, 몸이 찬 체질이 찬 성질인 돼지고기를 먹으면 배탈이 나거나 흡수하는 데 어려움을 겪을 수 있다. 그래서 주로 마늘이나 양파 같은 따뜻한 성질의 음식을 함께 섭취하여 돼지고기가 더 잘 흡수될 수 있도록 도와주는 것이다.

명안주스도 이러한 원리를 이용한 것이다. 우리가 주변에서 쉽게 구할 수 있는 눈에 좋은 식재료들을 궁합에 맞게 선택해 누구나 쉽게 섭취할 수 있도록 만든 것이 바로 명안주스다.

물론 자신의 체질을 안다면 명안주스를 마시는 것보다는 체질에 맞는 식재료만 갈아 마시는 것이 훨씬 더 큰 효과를 볼 수 있다.

소음인에게는 뜨거운 성질을 가진 당근이, 소양인에게는 차가운 성질을 가진 블루베리가, 태음인에게는 따뜻한 성질을 가진 마가, 태양인에게는 서늘한 성질을 가진 사과가 가장 좋다. 하지만 심각한 안구질환을 갖고 있는 경우가 아니라면 체질을 몰라도 이 네 가지를 섞은 명안주스를 꾸준히 마시는 것만으로도 질환을 예방하고 눈 건강을 지킬 수 있다.

명안주스는 눈에 영양을 공급하는 주스다. 따라서 눈에 영양 공급이 부족해 생긴 모든 안구질환에 효과적이다. 안구의 크기가 달라지는 성장기 때 명안주스를 마시면 눈 건강을 확실히 챙길 수 있고 뇌에도 좋은 재료들로 만들었기 때문에 뇌 건강에도 많은 도움이 된다.

사계절을 품고 음양의 조화를 갖춘 명안주스

해와 달, 물과 불, 남성과 여성, 겨울과 여름. 세상은 극과 극으로 반대의 것들이 짝을 지어 이루어져 있다. 남성과 여성이 만나서 함께 살 수 있는 이유도 서로 반대의 성질을 가지고 있기 때문이 아닐까? 이처럼 서로 반대되는 성질이 만나면 부족한 부분을 보충해주어 더 큰 시너지 효과를 낼 수 있다.

이런 원리는 음식에도 그대로 적용된다. 서로 반대의 성질을 가진 음식들이 만났을 때 서로의 장단점을 보충해줘서 완벽해진다. 그래서 세상의 음식들을 온열양한(溫熱凉寒)이라는 네 가지 성질로 나누었다. 따뜻한 온(溫)은 서늘한 양(凉)과 반대이고, 뜨거운 열(熱)은 차가운 한(寒)과 반대다.

온(溫) ⟷ 양(凉)   열(熱) ⟷ 한(寒)

또한 온은 따뜻한 봄, 열은 뜨거운 여름, 양은 서늘한 가을, 한은 차가운 겨울이라고 할 수 있다.

온(溫) = 봄 ⟷ 양(凉) = 가을
열(熱) = 여름 ⟷ 한(寒) = 겨울

명안주스는 바로 이런 원리를 이용해 완벽한 조합으로 만든 것이다. 명안주스에 들어가는 당근은 뜨거운 성질을 지녀서 여름, 즉 열에 해당한다. 블루베리는 당근과 반대로 차가운 겨울의 한을 의미한다. 마는 따뜻한 성질을 지녀서 봄에 해당하는 온이고, 반대로 사과는 서늘한 성질을 지녀서 가을의 양이다.

당근(열熱, 여름) ⟷ 블루베리(한寒, 겨울)
마(온溫, 봄) ⟷ 사과(양凉, 가을)

한 가지 재미있는 것은 당근과 블루베리는 색깔도 반대라는 것이다. 블루베리는 파랗다고 하여 '블루'베리지만 실제로 검은색에 가깝다. 한의학에서 붉은색은 불을 상징하고 검은색은 물을 상징한다. 차가운 것은 음이고 어두운 것이기 때문에 검은색의 식품은 찬 성질을 가진 경우가 많다.

이처럼 명안주스는 열과 한이, 그리고 온과 양이 서로를 보완해주면서 음양의 균형을 맞춘 것이다. 눈에 좋은 영양소들을 많이 가지고 있는 대표적인 식품들인 동시에 봄, 여름, 가을, 겨울의 사계절과 온열양한의 성질을 고르게 담고 있는 주스다. 네 식품이 서로의 장단점을 보충해줘서 뜨겁지도 차지도 않기 때문에 뜨거운 사람이든 찬 사람이든 다 섭취할 수 있는 것이다.

명안주스는 눈 건강과 함께 뇌 건강까지 잡는다

눈을 이야기하면서 뇌를 빼놓을 수는 없다. 눈과 뇌를 같이 생각해야 하는 이유는 에너지를 함께 쓰기 때문이다. 공부할 때는 눈과 뇌에서 에너지를 가장 많이 쓴다. 따라서 눈 건강을 위해서는 뇌 건강도 같이 생각해야 한다. 특히 성장기 아이들한테 눈과 뇌에 동시에 영양을 공급해주는 것은 무척 중요하다. 그래야 두뇌회전에 도움을 주고 공부도 효율적으로 할 수 있기 때문이다. 이런 점에서 명안주스는 일석이조의 음식이다. 명안주스에 들어가는 네 가지 식품은 눈에 좋은 대표적인 음식인 동시에 뇌에 좋은 음식이기도 하다.

블루베리가 눈에 좋다는 사실은 잘 알고 있겠지만 뇌 건강에도 굉장히 효과가 좋다는 것은 생소할 것이다. 블루베리는 과일과 채소 중에서 가장 훌륭한 항산화 효과가 있는 과일이다. 2012년 발표된 한 연구결과에 따르면 일주일에 적어도 한 번 이상 블루베리를 먹으면 기억력 저하를 막아준다고 한다. 쥐 실험을 통해서도 이 사실이 입증되었는데, 쥐에게 사람과 같은 양의 블루베리를 먹였더니 뇌의 노화가 더디게 진행되었다는 것이다. 또 뇌기능 테스트에서 블루베리를 먹이지 않은 쥐보다 뇌기능이 훨씬 우수하게 나타났다고 한다.

이는 블루베리에 많이 함유되어 있는 항산화제 성분 때문이다. 또 블루베리는 뇌에 악영향을 주는 독성 단백질이 체내에 축적되는 것을 막아준다.

당근도 뇌 건강에 좋은 음식이다. 당근에 풍부하게 들어 있는 카로티노이드는 체내 활성산소를 제거해서 뇌 신경조직의 질병을 예방해준다. 기억력과 학습능력을 향상시켜줄 뿐 아니라 뇌의 피로 회복에도 도움을 준다. 공부하느라 지친 아이들에게 최고의 식품인 것이다.

자양강장 식품으로 유명한 마는 눈과 함께 뇌도 튼튼하게 해준다. 기억력을 향상시켜주고 아이들의 두뇌활동을 촉진시키는 식품이다.

마지막으로 사과 역시 항산화 물질인 케르세틴을 함유하고 있어서 뇌세포를 파괴하는 크로티폴을 억제시킨다. 자연히 두뇌활동을 활발하게 해주고 노화방지 물질인 폴리페놀도 풍부하게 들어 있다.

이 네 가지 음식을 잘 섭취하면 아이들은 공부를 잘할 수 있고 노인은 치매를 예방할 수 있다. 일반적으로 노안이 왔다면 뇌에도 노화가 왔다는 증거이기 때문에 치매도 조심해야 한다. 명안주스를 마시면 치매와 노안을 동시에 예방할 수 있다.

체질을 모른다면 명안주스부터 시작해보자. 부작용이 없고 눈과 뇌에 모두 좋으니 일석이조가 따로 없다. 음양의 조화가 이루어져 있는 명안주스로 눈과 뇌를 보호하자.

명안주스 재료

블루베리

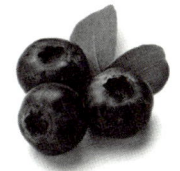

블루베리는 찬 성질이 강해서 따뜻한 체질에 적합하고 세계 10대 슈퍼 푸드로 꼽힐 정도로 좋은 효능을 많이 가지고 있다. 그중에서도 눈에 좋다는 사실은 특히나 유명하다. 제2차 세계대전 중에 영국 공군의 한 조종사는 빵에 블루베리를 빵 두께만큼 발라 먹은 결과, 희미한 빛 속에서도 물체가 잘 보였다고 한다.

블루베리에 들어 있는 안토시아닌 색소는 망막의 시홍소도로푸신(빛을 느끼고 뇌에 정보를 전달하는 색소)의 재합성 작용이 활성화되도록 촉진한다. 때문에 시력 향상, 시야 확대, 백내장이나 녹내장 방지에도 효과를 볼 수 있다.

또 안토시아닌은 눈의 피로를 해소해주고 시력과 안구건조증, 야맹증, 백내장 예방에도 많은 도움을 준다.

유럽에서는 예로부터 블루베리가 눈을 보호하는 효과가 있다는 사실을 알고 안과 치료에 블루베리를 이용한 의약품을 사용해왔다고 한다. 또 항산화 성분이 들어 있어 노화 예방뿐 아니라 치매 예방에도 탁월한 효과가 있다.

그러나 아무리 체질에 맞는 음식이라도 과하게 먹으면 좋지 않다. 블루베리 1일 섭취 권장량은 다음과 같다.

- **생 블루베리** : 40~80g(약 20~30개)
- **건 블루베리** : 10g(약 30~40개)

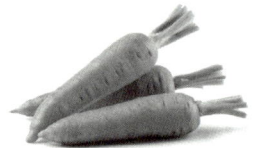

당근

당근은 따뜻한 성질의 음식으로 몸을 따뜻하게 만들고 눈에 충분한 영양을 공급한다. 당근에 들어 있는 카로틴이라는 성분은 비타민A라고도 한다. 당근은 채소 중에서도 이 비타민A가 무척 많아서 시력회복에 탁월한 효과가 있다. 비타민A는 장도 따뜻하게 해줘서 소화기능이 향상되고 대소변도 원활하게 해준다. 그 밖에 비타민B1·B2·C 등도 들어 있으며, 칼슘·마그네슘·철 등도 고루 들어 있다.

당근은 하루 3개(아침, 점심, 저녁)를 먹고 견과류를 첨가해 갈아서 주스를 만들어 마시면 더욱 좋다.

마

위 건강에 좋은 것으로 알려진 마는 한방에서는 뼈와 살을 튼튼하게 해주며 오래 살게 해주는 보약이라고 한다. 또 눈과 귀를 밝게 해주고 피로 회복에 좋기 때문에 눈이 피곤하거나 충혈되었을 때 섭취하면 효과를 볼 수 있다. 한방에서는 산약(山藥)이라는 약재로 활용되는데 피로회복, 자양강장, 노안, 백내장에 좋다.

참고로 마는 우유와 궁합이 좋아서 함께 갈아 마시면 몸에도 좋고 맛도 좋다.

사과

사과에 들어 있는 칼륨은 눈 조직을 보호하는 효능이 있다. 또 케르세틴이라는 성분이 들어 있어서 심신이 안정되고 숙면을 도와준다. 사과 껍질에 있는 비타민C는 피부건강에도 좋으니 껍질째 먹는 것을 권한다.

명안주스 만드는 법

재료 : 마 50g, 당근 100g, 사과 100g, 블루베리 50g, 물 100ml

만드는 법 : 1. 당근은 물에 살짝 데친다.
2. 마, 사과, 블루베리는 잘 씻어 손질한다.
3. 모든 재료를 물 100ml와 함께 넣고 믹서로 간다.

※ 명안주스는 한 끼 식사대용으로 섭취하기를 권한다. 현대인은 너무 많이 먹어서, 영양을 과하게 섭취해서 장기가 약해지는 경우가 대부분이기 때문이다. 아침, 점심, 저녁 중 자신의 생활습관에 맞춰 편한 때를 택해 마시면 된다.

누구나 즐길 수 있는 명안밥상

　명안주스의 재료들 외에도 눈을 건강하게 만드는 대표적인 일곱 가지 식품으로 밥상을 차리자.

　체질을 모른다면 골고루 먹는 것이 가장 좋은데, 특히 여기 소개된 음식들이 빠지지 않도록 하면 더욱 도움이 된다.

　쉽게 구할 수 있는 식재료만으로 좀 더 맛있게 먹을 수 있는 요리법도 소개하니 활용해보자. 명안주스와 마찬가지로 서로 다른 체질에 좋은 식재료들을 조합해 체질과 관계없이 먹을 수 있도록 했다.

율무

율무는 눈에 좋은 음식으로 자신이 태음인이라면 더욱 좋다. 율무에는 곡식의 왕으로 알려진 현미보다 두 배 더 많은 단백질을 가지고 있다. 곡식인데도 양질의 단백질이 들어 있는 것이다. 또한 노폐물을 제거하고 혈액을 맑게 해준다. 눈에 좋고 태음인에게 좋은 율무에다 소음인, 소양인에게 좋은 곡식을 넣어 잡곡밥을 만들어 먹으면 체질에 관계없이 먹을 수 있는 주식이 된다. 잡곡밥 외에도 선식이나 차로 만들어 수시로 복용하자.

단, 임산부에게는 해로울 수 있으니 임산부는 섭취하기 전에 반드시 전문가와 상의하도록 하자.

율무 잡곡밥

재료 : 율무, 팥, 찹쌀

1. 율무, 팥, 찹쌀을 깨끗하게 씻어 물에 8시간 정도 불린다.
   비율은 1:1:1을 기본으로 하되 선호도에 따라 조정하고 현미나 쌀을 추가해도 된다.
2. 잡곡과 물을 1:1로 넣어 밥을 짓는다.

율무 견과 선식

재료 : 율무, 아몬드, 땅콩

1. 씻어서 물기를 뺀 율무를 마른 팬에 볶는다.
2. 아몬드와 껍질 벗긴 땅콩을 볶는다.
3. 율무, 아몬드, 땅콩을 믹서에 넣어 곱게 간다.
   콩가루나 깻가루를 섞어도 좋다.

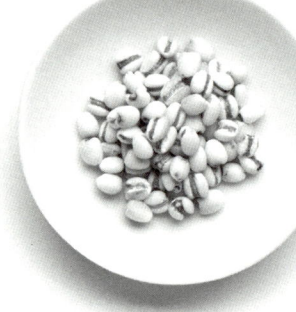

시금치

시금치는 세계 10대 슈퍼푸드에 선정될 정도로 녹황색채소를 대표하는 음식이다. 시금치에는 비타민A가 상당히 많이 들어 있는데, 비타민A는 눈의 망막을 구성하는 성분으로 눈 건강 유지에 꼭 필요하다. 시금치는 소양인에게 더 좋은 음식이지만 소음인에게 좋은 양파, 태음인에게 좋은 치즈, 잣 등을 더해 체질을 보완한 레시피를 소개한다.

시금치 피자

재료 : 시금치 1/2단, 또띠아 2장, 양파 1/4개, 베이컨 4장, 토마토소스 100ml, 모차렐라치즈 50g, 방울토마토 5알

1. 시금치는 깨끗하게 씻어 준비한다.
2. 양파와 베이컨은 잘게 다진다. 방울토마토는 반으로 썬다.
4. 또띠아 2장을 겹치고 그 위에 토마토소스를 얇게 바른다.
5. 시금치와 방울토마토를 얹고 양파, 베이컨, 모차렐라치즈를 뿌린다.
6. 180도로 예열된 오븐에 넣어 15분 정도 굽는다.

시금치 달걀찜

재료 : 시금치 한 줌, 달걀 3알, 양파 1/4개, 호두 1알, 잣 10알, 다시마육수 100ml, 새우젓·소금 약간

1. 시금치는 끓는 물에 데쳐 1cm 길이로 썬다.
2. 양파는 잘게 다진다.
3. 호두는 잘게 썰어 잣과 함께 준비한다.
4. 달걀을 잘 풀어주고 육수와 시금치를 넣어 섞는다.
5. 호두와 잣을 섞고 새우젓과 소금을 약간씩 넣어 찐다.

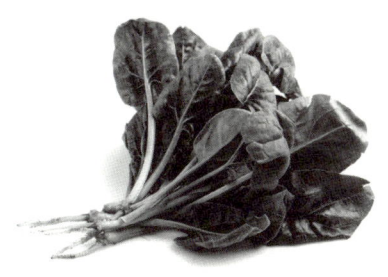

쑥갓

쑥갓은 열량이 낮고 비타민, 무기질이 풍부해 다이어트와 변비, 피부에도 좋은 식품이다. 특히 비타민 중에서 A를 가장 많이 함유하고 있어서 눈에도 좋다. 비타민D의 함량은 다소 적은 편이라 비타민D가 풍부한 표고버섯과 함께 조리하면 좋다. 또한 쑥갓은 소음인에게 좋은 음식으로 따뜻한 성질을 가지고 있어서 찬 성질이고 단백질 함량이 많은 두부나 달걀과 함께 먹어도 좋고, 돼지고기, 소고기 등의 육류와 함께 먹으면 체질도 보완된다.

쑥갓전

재료 : 쑥갓 한 줌, 표고버섯 2개, 양파 1/4개, 고추 1/2개, 달걀 1알, 부침가루 적당량

1. 쑥갓은 깨끗이 씻어 3cm 길이로 썬다.
2. 표고버섯은 기둥을 떼어내고 가늘게 썬다. 양파와 고추는 잘게 다진다.
3. 쑥갓, 양파, 고추를 섞고 달걀과 부침가루를 풀어 고루 섞는다.
4. 팬에 기름을 두르고 한 숟가락씩 떠서 굽는다.

쑥갓 두부무침

재료 : 쑥갓 1/2줌, 두부 1모, 소금 · 참기름 · 통깨 약간씩

1. 쑥갓은 깨끗이 씻어 1cm 길이로 썬다.
2. 두부는 소금물에 넣고 데친 후 으깬다.
3. 으깬 두부와 쑥갓을 섞고 소금, 참기름, 통깨를 넣어 무친다.

단호박

단호박은 식이섬유가 풍부하고 칼로리가 낮아서 다이어트와 변비 예방에 효과적이라고 한다. 특히 호박에 들어 있는 베타카로틴은 체내에서 비타민A로 전환되어 눈 건강에 도움을 준다. 단호박은 육류와 함께 먹으면 몸의 산성화를 막아주어 궁합이 잘 맞는다.

태음인에게 좋은 단호박은 소음인에게 좋은 고추나 마늘, 소양인에게 좋은 참기름 등의 양념을 더해 조리해보자.

단호박 장조림

재료 : 단호박 1/2개, 소고기 300g, 대파 1/2개, 청양고추 1개, 간장 2큰술, 맛술 1큰술, 설탕 1큰술, 다진 마늘 1작은술, 참기름 1작은술

1. 단호박은 전자레인지에 살짝 돌려 껍질을 벗기고 씨를 뺀 후 깍둑썰기 한다.
2. 소고기는 잘게 썰고 대파와 청양고추는 채친다.
3. 냄비에 기름을 두르고 다진 마늘을 넣어 볶다가 단호박을 넣는다.
4. 2~3분간 볶다가 소고기를 넣고 분량의 양념, 대파, 청양고추를 넣어 졸인다.

단호박 찰밥

재료 : 단호박 1개, 찹쌀 200g, 은행 10알, 대추 5알, 밤 5알

1. 찹쌀은 1시간 정도 불린다.
2. 대추는 깨끗이 씻어 씨를 빼고 밤은 껍질을 깎아 반으로 자른다.
3. 찹쌀에 대추와 밤을 넣어 밥을 짓는다.
4. 단호박은 전자레인지에 5분 동안 돌린 후 윗부분을 가로로 잘라내고 속을 파낸다.
5. 은행은 팬에 기름을 두르고 노릇하게 굽는다.
6. 단호박 안에 다 된 밥을 넣고 은행을 올려 찜통에서 10분간 찐다.

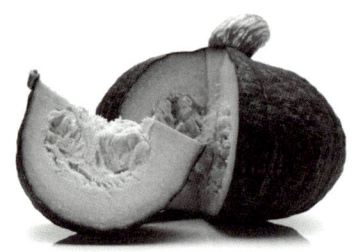

검은콩

검은콩은 단백질을 많이 함유하고 있어 '밭에서 나는 고기'라고 불리고 블랙푸드의 대표주자다. 검은콩에 많이 들어 있는 안토시아닌 성분은 시력회복에 좋고 콜라겐의 기능을 향상시켜 피부미용에도 도움이 된다.

콩류는 태음인에게 특히 좋지만 잡곡에 넣어 먹거나 반찬을 만들어 다른 음식들과 함께 먹으면 체질이 달라도 보완이 된다.

검은콩 조림

재료 : 검은콩 1컵, 간장 3큰술, 설탕 3큰술, 물엿 2작은술

1. 검은콩에 2배의 물을 붓고 1시간 이상 불린다.
2. 불린 검은콩을 그대로 5분 동안 끓인다.
3. 간장과 설탕을 넣고 한소끔 끓으면 불을 줄여 졸인다.
4. 물이 거의 남지 않았을 때 물엿을 넣고 한 번 더 끓인 후 불을 끈다.

검은콩 두유

재료 : 검은콩 50g, 우유 200ml

1. 검은콩을 물에 담가 반나절 동안 불린다.
2. 불린 검은콩을 냄비에 담고 물을 더 부어 약불에서 1시간 정도 끓인다.
3. 손으로 눌러 뭉개질 정도가 되면 건져낸다.
4. 믹서에 검은콩 50g과 우유 200ml를 넣고 곱게 간다.

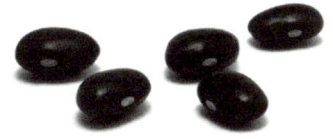

COLUMN

우리 몸은 자연식을 하도록 만들어져 있다

우리 몸을 치료하기 위한 성분이 자연에 있는 것은 인간을 위해서가 아니라 우리 인간이 자연에 있는 성분을 흡수하게끔 적응해온 것이라고 했다. 예를 들어, 복분자가 신장에 좋다는 사실을 많이들 알고 있을 것이다. 그러나 복분자는 사람을 위하겠다는 목적으로 신장에 좋은 성분을 갖고 있는 것이 아니라, 복분자에는 원래 그런 성분이 있었을 뿐이다. 그런데 인간이 복분자를 섭취하면서 신장에 좋은 성분을 흡수하도록 오장육부가 길들여진 것이다.

인간은 수천, 수만 년 동안 자연에 있는 것을 먹고 살았다. 옛날에는 조리하지도 않고 자연에 있는 것을 그대로 따고 뜯어서 먹었다. 그런 환경에서 살아남기 위해 인간의 장기는 자연에 있는 것들을 먹었을 때 잘 흡수할 수 있도록 적응해온 것이다.

그런데 이처럼 자연에 있는 것들을 먹으면서 적응하고, 살아온 인간에게 갑작스러운 변화가 찾아왔다. 바로 화학물질을 섭취하기 시작한 것이다.

화학조미료와 방부제, 감미료 등 화학식품을 섭취하기 시작한 것은 약 100년 전에 불과하다. 그 전까지는 요즘 말하는 '자연식'을 한 것이다. 수천 년 동안 자연식에 적응해 있는 우리 장기는 이 상황이 당황스럽고 힘들 수밖에 없다. 화학식품을 소화, 흡수할 수 있는 장기 기능이 발달하지 않았기 때문이다.

그래서 화학식품들은 대부분 우리 몸에 들어갔을 때 에너지를 내기는커녕 손해를 보게 한다. 대표적인 화학식품인 조미료에 대해 생각해보자. 조미료에는 거의 영양소가 없다. 그러나 조미료를 해독하기 위해서는 에너지가 필요하다. 먹어서 얻는 건 없고 오히려 에너지를 더 소비해야 하는 마이너스 에너지 식품인 것이다.

이러한 음식을 섭취하면 우리 몸으로서는 여간 손해 보는 장사가 아니다. 이런 식품들을 섭취한 탓에 오장육부는 영양소를 얻는 것보다 해독을 더 해야 한다. 그러니 오장육부가 피곤해져서 그 영향으로 눈도 피로해지고 나빠진다.

따라서 최대한 자연에서 난 것을 먹는 것이 무척 중요하다. 패스트푸드, 인스턴트식품 등 가공이 될수록 에너지의 효율은 떨어진다. 현대인은 시간이나 비용 등 거의 모든 분야에서 그 어떤 시대보다 효율성을 중시한다. 그런데 왜 우리 몸속 에너지의 효율은 간과하는지 의아할 뿐이다. 이왕 한 끼를 먹는다면 오장육부가 최대의 에너지를 생산할 수 있는 것을 먹는 것이 효율적이지 않겠는가? 지금부터라도 인스턴트식품을 줄이고 자연에서 나고 자란 좋은 음식을 섭취하도록 하자.

5 눈 건강을 위한 생활습관

잠의 황금시간을 지켜라

잠과 활동은 반대 개념으로 잠을 자면 활동할 수 없고, 활동을 하면 잠을 잘 수 없다. 하지만 이 둘은 상호보완적인 관계이기도 하다. 우리는 항상 에너지를 사용하고, 에너지를 사용하면 반드시 피로해지게 된다. 따라서 사용한 에너지를 다시 생산해내기 위해서는 휴식이 필요하다.

잠을 자지 않고 24시간 동안 일을 해보라. 이때는 자율신경이 완전히 깨지기 때문에 일의 능률이 떨어지게 된다. 하루만 잠을 자지 않아도 머리가 멍해지고 제대로 사고를 할 수가 없다. 당신이 맑은 정신으로 지금 이 책을 읽고 있다면 그것은 당신이 어젯밤에 잠을 잤기 때문이다. 수면을 통해 생성된 에너지를 지금 사용하고 있을 뿐이다. 낮에 사용하는 에너지는 밤에 만들어진 에너지라고 할 수 있다.

잠은 에너지의 낭비가 아니라 저축인 것이다. 돈을 쓰기 위해서는 저축을 해야 하듯 낮에 활동하기 위해서는 밤에 잠을 통해 에너지의 저축이 이루어져야 한다.

그래서 피곤할 때 잠만큼 좋은 보약이 없다. 병을 치료하기 위해서도 에너지가 필요한데 그 에너지는 잠에서 보충한다.

수면시간은 짧아도 문제가 되지만, 너무 길어도 좋지 않다. 잠을 너무 많이 자면 활동하는 시간이 줄어들기 때문에 그만큼 에너지의 소비가 이루어지지 않는데, 소비가 줄어들면 생산도 저하된다. 돈을 저축하기만 하고 소비가 이루어지지 않으면 어떻게 될까? 물건을 생산해도 팔리지 않기 때문에 생산량이 줄어들고 디플레이션이나 경제공황에 빠지게 된다. 따라서 소비와 생산의 균형이 맞게 이루어져야 한다. 이 둘이 균형 맞게 순환하면 건강한 몸과 마음이 되지만 균형이 깨져 어느 하나가 과해지면 여러 가지 문제가 생기게 된다. 실제로 9시간 이상 자는 사람들의 사망률이 평균에 비해 3배나 높고, 비만일 확률 또한 훨씬 높다는 연구 결과가 있다.

잠을 충분히 자는 것도 중요하지만 양보다 질이 더 중요하다. 왜냐하면 우리는 한정된 시간을 살기 때문이다. 시간을 효율적으로 사용하기 위해서는 가장 적은 시간에 최대한 많은 에너지를 저축하면 된다. 또 활동하는 시간이 많아지면 에너지의 사용이 많기 때문에 잠을 더 효율적으로 잘 수 있다. 가장 대표적인 숙면 방법을 한 가지만 소개하겠다. 그것은 바로 잠의 황금시간을 지키는 것이다. 잠의 황금시간은 밤 10시부터 새벽 2시까지다. 이 시간 사이에는 인간의 성장호르몬이 가장 많이 분비된다. 이 성장호르몬은 젊음의 묘약이라고 할 정도로 우리 인체에 긍정적인 영향과 활력을 주는 호르몬이다. 그래서 성장기 아이들은 이 시간에 수면을 취해야 키가 잘 큰다.

그렇다면 왜 10시에서 2시 사이일까? 인간은 야행성이 아니라 주행성이다. 전기가 발명된 지 불과 200여 년밖에 되지 않았다. 과학의 발달로 인하여 밤에도 낮처럼 활동하게 된 것은 얼마 되지 않았다는 것이다. 그 전에 수천, 수만 년 동안 인간은 낮에 활동하고 밤이 되어 어두워지면 잠을 잤다. 밤에는 활동을 하고 일을 하고 싶어도 어두워서 일을 할 수가 없었다. 밤에는 잠을 자서 에너지를 회복하는 것이 가장 효율적인 일이었던 것이다. 빛 한 점 없을 때 잠을 자면 충분히 휴식할 수 있다. 눈도 마찬가지로 빛이 없을 때 가장 편안해진다. 만약 낮에 잠을 자고 밤에 활동하는 신체리듬이라면 비능률적이기 때문에 자연에서 살아남기 힘들었을 것이다. 옛날에는 인간에게도 호랑이 같은 천적이 있어서 낮에 잠을 자면 포식자에게 당할 위험이 몇 배는 높았을 것이다. 또한 해가 진 밤에는 일단 사물이 보이지 않기 때문에 제대로 된 사냥이나 일을 할 수가 없었다.

낮에는 햇빛이 밝고 양기가 충만한 시간이다. 이때 우리의 몸 또한 자연의 기를 받아서 양기가 충만해지고 활기가 생긴다. 밤보다 낮이나 이른 새벽이 더 일을 하기 좋은 것이다. 반면 밤은 음기가 충만한 시간이어서 밤이 되면 우리 몸도 자연과 마찬가지로 음기가 강해지기 시작한다. 이 음기는 숙면을 취하는 데 필요한 기운이다.

24시간 중 가장 어둡고 음기가 강한 시간이 밤 12시다. 앞뒤로 2시간씩을 더한 10시부터 새벽 2시가 지구에서 가장 어두운 때, 음기가 강한 때라고 보면 된다. 지난 수천, 수백만 년 동안 인간은 이때 자면 피로가 풀리게끔 프로그램되어 있다. 이때 단 4시간을 자더라도 새벽 2시부터 오전 10시까지, 8시간을 자는 것과 회복도는 비슷하다고 한다. 그만큼 효율적이라는 것이다.

그런데 인간이 전기를 발명하면서 밤에도 생활이 가능하게 되었다. 밤에 일을 할 수도 있고 놀 수도 있게 되서 몸의 밸런스가 깨지는 일이 발생하는 것이다. 황금시간에 수면을 취하는 것은 자연의 일부인 인간이 자연에서 에너지를 얻는 가장 좋은 방법이다. 우리 몸은 너무나 잘 만들어져 있기 때문에 자연에 순응한다면 모든 병은 좋아질 것이다.

잠을 잘 자는 것은 모든 체질에게 중요하지만, 소양인은 특히 더 중요하다. 소양인은 에너지가 떠 있어서 불면증이 많은데 이 열을 식히는 가장 좋은 방법이 바로 잠이다. 사람이 잠을 잘 때는 움직이지 않으며 마음이 아래로 가라앉아서 떠 있던 에너지도 아래로 내려간다. 그래서 소양인은 특히 잠을 충분히 자는 것이 중요하다.

적절한 운동으로 오장육부를 강화하자

운동을 통해 체력을 기르고 신진대사를 활발히 만들어야 온몸에 에너지가 잘 돌아서 눈도 건강해진다. 그런데 운동 또한 체질에 맞게 하면 더 좋은 효과를 얻을 수 있다.

소양인은 다른 체질에 비해 과도한 운동은 좋지 않으며, 가볍고 적당하게 운동을 해야 한다. 그 이유는 소양인은 열이 많아서 신진대사가 활발하기 때문이다. 다른 체질보다 음식을 먹었을 때 에너지의 생산이 잘 되며 소비 또한 잘 일어나는 체질이다. 그런데 과도한 운동을 하면 신진대사를 지나치게 활발하게 만들기 때문에 오히려 건강에 좋지 않다.

운동을 할 때는 하체 위주로 하는 것이 좋다. 소양인은 에너지가 위로 올라가기 때문에 하체 위주로 운동을 해서 에너지를 밑으로 보내주는 것이다. 체형 자체도 상체가 발달하고 하체는 부실하기 때문에 균형을 맞추기 위해서라도 하체운동 위주로 하는 것이 좋다.

재미있는 것은 소양인은 근력운동을 할 때 하체운동은 싫어하고 상체운동을 좋아하는 경우가 많다. 상체로 에너지가 많이 가기 때문에 상체운동은 조금만 해도 성과가 금방 나타나고, 반대로 에너지가 하체로 잘 내려가지 못해서 하체운동을 해도 상체만큼 근육이 잘 발달하지 않는다. 그래서 상체운동에는 재미를 붙이고 하체운동은 재미없어하는 것이다. 때문에 근력운동을 하는 소양인은 상, 하체 균형이 깨져 있는 사람이 많다. 자신이 소양인이라면 상체보다 하체운동에 더 많은 시간을 투자해서 건강하고 균형 잡힌 몸매를 만들도록 하자. 소양인은 워낙 성미가 급하고 싫증을 잘 내며 끈기가 부족하기 때문에 지루하지 않고 지치지 않는 운동을 하는 것이 좋다.

또 충분한 휴식을 취하는 것도 중요하다. 소양인은 신진대사가 활발하고 열에너지를 잘 생산하기 때문에 가만히 있는 것을 좋아하지 않는다. 피로해도 웬만하면 누워서 쉬려고 하지 않고 계속 움직여서 안 그래도 많은 열에너지를 몸에서 더 많이 생성한다. 이러한 악순환이 계속 일어나기 때문에 소양인은 피곤하면 일부러라도 쉬는 것이 좋다. 잠을 많이 자서 과도한 신진대사를 쉬게 해주어야 건강해진다. 명상이나 요가, 단전호흡처럼 정적인 운동으로 열에너지를 내려주는 것도 좋은 방법이다.

소양인과 달리 태음인은 운동이 가장 필요한 체질이다. 에너지를 모으는 쪽으로 발달되었고 에너지를 발산하는 기운은 약한 체질이기 때문이다. 따라서 운동을 해서 에너지를 발산하면 더욱 건강해진다. 또 몸의 탁한 노폐물을 잘 배출하지 못하는 체질이기 때문에 운동을 하면 노폐물을 배출할 수 있다. 그래서 태음인은 유산소운동과 같이 에너지를 많이 소비하는 운동이 좋다. 운동을 하여 땀을 많이 배출하도록 하자.

소음인은 근력운동이 가장 중요하다. 소음인은 찬 에너지가 넘치고 열에너지가 부족한데, 찬 에너지는 뼈를 강화시키고 열에너지는 근육을 강화시킨다. 그렇기 때문에 뼈는 강하지만 근육이 부족한 경우가 많다.

건강을 위해서는 에너지의 균형이 중요하다고 했다. 근력운동을 많이 하면 찬 에너지와 열에너지의 균형을 맞추는 데 도움이 된다. 유산소운동은 열에너지를 소모시켜버리기 때문에 오히려 좋지 못한 경우도 많으니 과하게 하지 않도록 주의하자.

체질을 모른다면 어떻게 해야 할까? 당연히 운동을 하지 않는 것보다는 하는 것이 좋다. 일주일에 세 번 이상 하루 1시간 정도 유산소운동을 권한다. 또 일주일에 한 번 이상은 근력운동을 하는데, 자신이 약한 부분을 집중해서 하도록 하자. 가장 중요한 것은 몸의 중심인 복근이다. 복근을 강화하면 오장육부의 기능도 활발해지기 때문이다.

운동에 스트레스를 받기보다는 일단 하고 싶은 운동을 해보고 운동 후 자신의 컨디션을 살펴보자. 반대로 헬스를 했더니 몸이 가볍고 상쾌하다면 내 몸에 맞다고 봐도 좋다. 또한 운동을 한 후에 흥분 상태가 이어져 잠이 잘 오지 않는다면 운동의 강도를 낮추는 게 좋다.

마음 관리로 몸까지 다스려라

한의학에서는 몸과 마음을 하나로 보기 때문에 마음을 잘 다스려야 한다고 본다. 심신이 같다는 것은 사상의학의 대전제이기도 하다. 소양인, 소음인 그리고 태음인의 마음이 따로 있다. 태음인은 신중하고 계산이 많다. 생각이 많아서 뇌에서 에너지를 과도하게 사용한다. 그러니 잡생각을 하기보다는 밖으로 나가서 운동하고 몸을 움직이는 것이 좋다. 또 너무 계산하느라 머리를 쓰기보다는 베푸는 마음을 가지는 것이 몸과 마음 건강에 좋다. 손해 보는 걸 두려워하지 말자.

소양인은 불같은 성격이 병을 만든다. 몸에 열이 많으면 마음이 급해지고 화를 잘 낸다. 화를 내면 몸에서 더 열이 나게 되는데, 이런 악순환이 반복되면서 건강이 나빠진다. 따라서 소양인이라면 벌컥 화를 내기 전에 마음속으로 셋을 세는 습관을 가져보자. 그 순간만 참으면 화가 내려갈 수 있으니 이런 식으로 마음을 다스려야 한다. 또 소양인은 자신을 드러내기를 너무 좋아하기 때문에 실속을 차리고 마음을 차분히 하며 자신을 좀 숨기려고 노력하는 것이 좋다. 마음을 느긋하게 먹자.

소양인과 반대로 소음인은 화를 참아서 병이 생긴다. 밑으로 내려가는 기운이 강하기 때문에 뭐든지 기억을 잘하는데, 너무 사소한 것까지 다 기억해서 병이 난다. 나쁜 기억까지 다

저장하고 있기 때문이다. 버려야 할 것을 버리지 못해서 화병이 잘 나는데, 특히 소음인 여성들은 가슴이 답답하다는 이야기를 많이 한다. 이는 나이가 많을수록 더욱 그렇다. 발산하지 않는 소음인의 성격상 화를 내지 않고 참기 때문이다. 주위 사람들은 소음인이 화가 났는지도 모를 때가 많다. 그러므로 소음인이라면 남을 배려하는 것도 좋지만 화가 나면 감정을 표출하도록 노력하자.

균형을 맞추는 데는 음식과 마음이 중요하다. 자신의 체질에 맞게 몸과 마음을 다스려야 하는 것이다. 굳이 체질을 몰라도 자기 자신을 알고 나쁜 점은 고치려고 하면 된다. 너무 속을 드러내지 않는다면 표출하려고 노력하자. 돌아다니고 남 얘기하는 걸 좋아하면 좀 줄이는 것이 좋다. 항상 중용이 중요하다는 것을 기억하고 내가 왜 스트레스 받는지 생각해서 조금씩 제거하자.

무엇보다 가장 중요한 것은 긍정적인 마음이라는 것을 꼭 잊지 말자.

눈 건강을 위한 네 가지 습관

1) 컴퓨터나 텔레비전을 50분 보면 10분 휴식하라

눈을 깜박여야 눈물을 적절히 분비할 수 있다. 그런데 컴퓨터 화면에 집중할 경우 평소보다 눈의 깜박임 횟수가 줄어든다. 그러면 눈물이 증발하고 시력이 혼탁해진다.

따라서 모니터나 텔레비전을 볼 때는 50분을 보면 10분 정도는 눈을 감고 쉬거나 먼 곳을 바라보자.

2) 스마트폰을 볼 때는 10분에 한 번 휴식하라

보통 때 눈 깜박임은 1분에 12회 정도지만 스마트폰을 사용할 때는 화면에 집중하느라 평소의 절반밖에 깜빡이지 않는다. 스마트폰을 볼 때는 더 주의가 필요하다. 또 스마트폰처럼 작은 화면 속의 글씨를 오래 들여다보면 눈에 더욱 부담을 준다. 10분에 한 번씩 20초가량 눈을 감거나 먼 곳을 바라본다. 20분 이상은 집중적으로 바라보지 않는 것이 좋다. 또 흔들리는 지하철이나 자동차 안, 어두운 곳에서 보는 것은 좋지 않다.

3) 눈이 피로하다면 온찜질을 하라

눈이 지나치게 피곤하거나 안구건조증이 생겼다면 자기 전에

30분씩 온찜질을 하자. 타월을 물에 적셔 전자레인지에 돌려 따뜻하게 만든 다음 눈을 감고 그 위에 올려 지그시 눌렀다 떼기를 반복한다. 눈 주위의 근육이 부드러워질 뿐 아니라 눈을 휴식하게 만들어준다.

4) 콘택트렌즈는 사용시간을 제한하고 청결을 유지하라

콘택트렌즈는 각막에 산소가 들어오지 못하게 만들기 때문에 하루 6시간 이상을 착용하지 않는 것이 좋다. 또 매일 콘택트렌즈 전용 용액으로 세척해서 청결을 유지해야 한다. 입안에 넣거나 물로 씻는 것은 좋지 않다. 수영장에서는 착용하지 않는 것이 좋다. 샤워를 할 때나 잠을 잘 때도 착용하지 말자. 콘택트렌즈를 구입할 때는 먼저 안과에서 진단을 받고 자신의 눈에 맞는 렌즈를 구입하자. 잘 맞지 않는 렌즈를 착용하면 눈에서 빼낼 때 각막에 상처를 남길 수 있기 때문이다.

눈의 피로를 풀어주는 혈자리 자극법

혈자리는 장기와 연결되어 있기 때문에 각 장기의 기능이 향상된다. 따라서 혈자리를 자극해주면 눈으로 더 많은 에너지를 공급하는데 도움이 된다. 여기서는 집에서도 쉽게 할 수 있는 혈자리를 소개한다. 정확한 혈자리를 찾는 것은 어려울 수 있지만 주변을 고루 자극하면 충분히 도움이 되니 따라 해 보도록 하자.

손에 있는 혈자리

손은 인체의 축소판이라고 한다. 그만큼 많은 경혈이 분포되어 있기 때문에 손의 혈자리를 자극하면 장기를 강화하고 피로를 풀어주어 눈 건강에 도움이 된다. 게다가 손에 있는 혈자리는 일하다가도 만질 수 있고 언제 어디서든 쉽게 자극할 수 있어서 좋다.

소부혈 : 주먹을 쥘 때 새끼손가락과 약손가락의 끝이 닿는 사이에 위치

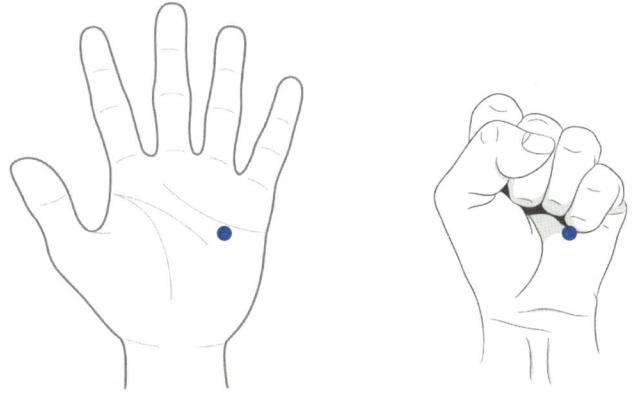

소부혈은 우황청심환과 같은 효과가 있다고 할 정도로 심장이 두근거리거나 스트레스를 받을 때 좋다. 사실 현대인의 눈이 안 좋은 가장 큰

이유 중 하나가 스트레스다. 그런데 소부혈을 자극하면 스트레스를 해소할 수 있으니 자연히 눈 건강에 도움이 된다.

또 열을 내리는 효과가 있어 특히 소양인에게 좋다. 소음인은 반대로 소부혈을 위로 올리듯 마사지하면 열에너지를 보강하는 효과가 있다.

눈을 감고 심호흡을 한 뒤 소부혈을 5초 이상 아래방향으로 마사지한다. 숨을 들이마신 후 지압하고, 지압을 풀면서 숨을 내쉰다. 양손을 번갈아서 5회씩 반복한다.

상양혈 : 검지 손톱 뿌리 양쪽 모퉁이 중에 엄지 쪽 모퉁이에서 2~3mm 정도 떨어진 곳

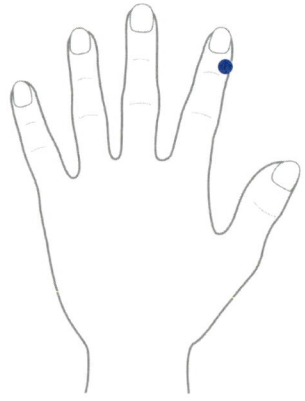

손톱 끝에서 세로로 긋고, 가로로 그어서 만나는 곳이다.

상양혈은 시력감퇴뿐 아니라 귀가 울리거나 먹먹할 때, 천식이 있거나 기침을 할 때, 치통, 오한 등이 있거나 팔다리가 부었을 때 지압하면 좋다. 또 혈압을 조절하는 효과가 있어 고혈압일 경우에는 혈압을 떨어뜨리고, 저혈압일 경우에는 혈압을 높여준다.

양손을 번갈아가며 엄지손가락으로 5초 이상 지그시 누른다. 이를 10분 정도 반복해주자.

노궁혈 : 주먹을 가볍게 쥐었을 때 세 번째 손가락이 손바닥에 닿는 곳

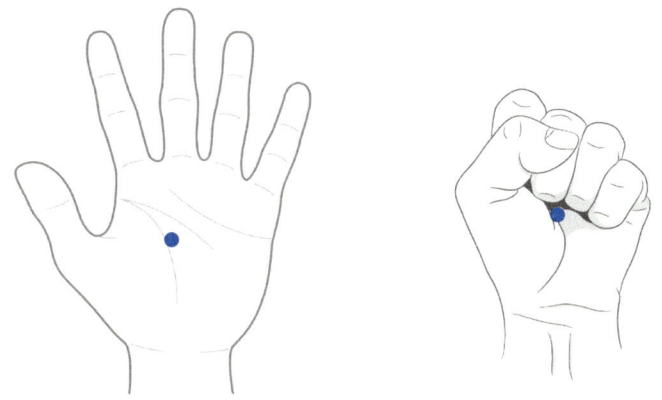

노(勞)는 노동을 뜻하며 궁(宮)은 중앙 궁전을 뜻한다. 즉 '피로의 궁전'이라는 뜻이다. 그러므로 이 혈자리를 수시로 자극하면 피로를 푸는 데 큰 도움이 된다. 긴장할 때 손에 땀이 나는 것도 이 노궁혈이 자극되어 일어나는 현상이다.

양손을 번갈아가며 엄지손가락으로 5초 이상 지그시 누른다. 이를 10분 정도 반복해주자.

눈 주위의 혈자리

 눈이 피로할 때는 고개를 약간 숙이고 양손을 비벼서 따뜻하게 한 다음 손바닥으로 안구를 감싸듯 눌러주면 좋다. 이때 눈 주변의 혈자리 위주로 마사지를 하자. 시간이 허락된다면 오랫동안 눈을 감고 명상을 하면 더욱 좋다. 여기 소개하는 혈자리들은 체질에 상관없이 좋기 때문에 자주 자극해주도록 하자.

승읍혈 : 눈 아래에 움푹 들어간 곳

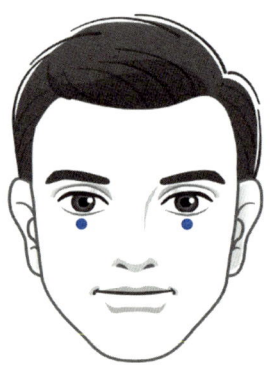

눈으로 가는 에너지를 늘려주어 눈을 맑게 하고 피곤하면 생기는 다크서클을 개선해준다. 바람을 쐬면 눈물이 나는 증상을 줄여주고 난시, 원시, 근시, 야맹증에도 좋다.
검지와 중지손가락을 모아 양쪽 눈의 승읍혈에 대고 원을 그리며 마사지한다. 5회 압박하고 풀고를 반복하며 10분 정도 해준다.

찬죽혈 : 눈썹이 시작하는 부분

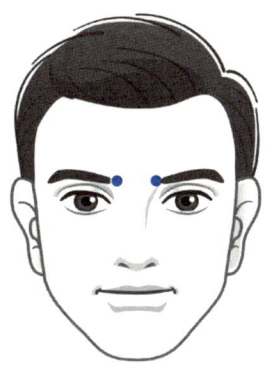

눈의 열을 내려주는 효과가 있고 피로를 풀어주어 눈과 관련된 증상을 개선하는 데 도움이 된다. 머리가 맑아지고 눈 주위의 붓기를 빼는 데 효과가 좋다.

검지로 2~3초간 반복해서 꾹꾹 누르거나 문질러준다. 10~15분 정도 반복한다.

눈
2주의 기적

1판 6쇄 | 2023년 10월 30일
지은이 | 김정희
발행인 | 김인태
발행처 | 삼호미디어
등 록 | 1993년 10월 12일 제21-494호
주 소 | 서울특별시 서초구 강남대로 545-21 거림빌딩 4층
           www.samhomedia.com
전 화 | (02)544-9456
팩 스 | (02)512-3593

ISBN 978-89-7849-533-2 13510

Copyright 2015 by SAMHO MEDIA PUBLISHING CO.

출판사의 허락 없이 무단 복제와 무단 전재를 금합니다.

잘못된 책은 구입처에서 교환해 드립니다.